以师者为训，以健康为务，
为这个星球多争取一个健康的名额！

浙江省普通高校"十三五"新形态教材

瑜伽

止于起点

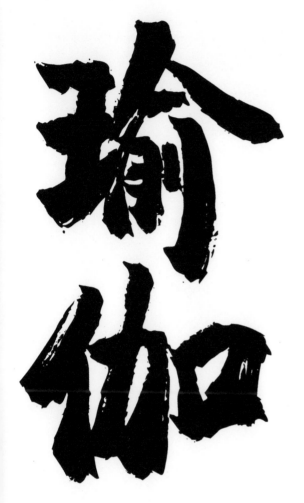

YOGA

Stop at
the beginning

陈曙星 著

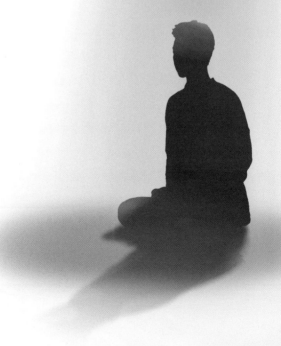

ZHEJIANG UNIVERSITY PRESS
浙江大学出版社
·杭州·

图书在版编目（CIP）数据

止于起点：瑜伽 / 陈曙星著. -- 杭州 ： 浙江大学
出版社，2022.10
ISBN 978-7-308-20896-3

Ⅰ．①止… Ⅱ．①陈… Ⅲ．①瑜伽－基本知识 Ⅳ.
①R161.1

中国版本图书馆CIP数据核字(2020)第244784号

止于起点——瑜伽
ZHI YU QIDIAN——YUJIA

陈曙星　著

责任编辑	葛　娟
责任校对	朱　辉
责任印制	范洪法
封面设计	汪人杰　林智广告
出版发行	浙江大学出版社
	（杭州市天目山路148号　　邮政编码　310007）
	（网址：http://www.zjupress.com）
排　　版	杭州林智广告有限公司
印　　刷	杭州宏雅印刷有限公司
开　　本	787mm×1092mm　1/16
印　　张	16.5
字　　数	323千
版 印 次	2022年10月第1版　2022年10月第1次印刷
书　　号	ISBN 978-7-308-20896-3
定　　价	49.00元

浙江大学出版社市场运营中心联系方式：0571 - 88925591；http://zjdxcbs.tmall.com

作者简介

陈曙星：杭州师范大学钱江学院体育与管理分院瑜伽专业老师，"双师型"教师。学校教学课时超过16000学时。1992年开始利用业余时间从事社会体育，创办杭州第一家女子健美中心（杭州魅力女子健美中心）；2004年创办杭州第一家专业瑜伽馆（杭州星空瑜伽）；2010年创建杭州一水玄瑜伽，拥有超过8000小时的大众健康及瑜伽教学经验。"止于起点"中国瑜伽师资培训系统创始人；拥有超过5000小时的瑜伽教练、瑜伽行者及瑜伽导师培训经验。著有《流动的生命——瑜伽》；在《北京体育学院学报》《体育美学》《体育史论》《上海体育学院学报》《教育与职业》等国家一、二级专业刊物上发表过有关健康类学术论文。2015年主持并完成浙江省社科联课题"浙江残疾人体育健身服务体系构建与运行机制研究"。是较早将瑜伽引入高校体育教学的"拓荒者"，被誉为瑜伽界的"学院风"代表，象牙塔中的"匠人"。

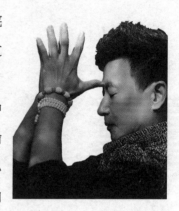

陈曙星（1）

陈曙星（2）

写在前面

"止于起点"书名，源自我办的瑜伽老师系统学习课程。最初这个课程是针对瑜伽老师的，后来越来越多的瑜伽练习者也开始关注起瑜伽的真相来，渐渐地，"止于起点"成为瑜伽爱好者、大学生和瑜伽老师的必修课程，内容涉及瑜伽的方方面面。

瑜伽还是那个瑜伽，只是我用了中国化的表达方式。基于《瑜伽经》的要义，不敢有半点扭曲。它没有瑜伽译本那么深奥，不是纯哲理，不是纯学术，不是纯练习，也不是纯科学；但又涵盖了这些内容，在练习的部分带一点学术，在哲理的部分带一点生活，在学术的部分带一点科学；将东方的古老智慧用科学语言表达，将生命哲理用中国文化表述，将中国的经典用瑜伽来解读。无论是东方文化还是西方科学，都能将那个叫"瑜伽"的意思提取出来。瑜伽从生命的开始到结束都没有缺席过，它一直在那里，只是我们没有认出它来，在这里我想让大家学会辨认"瑜伽"。

我是一个练习者、瑜伽老师、高校老师，还是一水玄瑜伽的创始人。多重身份让我带上了"奇特的味道"，有练家的"身板"，有瑜伽老师的"特质"，还有高校老师的"腔调"，还有企业家的"江湖味"，但又都不像。生活中我是父亲，是丈夫，是儿子，是兄弟，是朋友，是知己……在来回切换的角色中，让我有机会看清自己，那个"奇特的味道"就是游离在角色之外的那个"我"，"我"在每一个角色里，而"我"又不是某一个角色。

2018年看到浙江省普通高校有一个"十三五"新形态教材的选题，因为自己编写过一本《流动的生命——瑜伽》，于是申请了这个新形态教材的撰写。本来以为完成这样的新形态教材是我的强项，从动作示范到照片、音频和视频的制作处理都不是问题。

但是没想到中间遇到老爸生病、住院、抢救，最后到离世，近一年时间8次进出医院。这期间我对着电脑一个字也敲不出来。眼看截稿日期逼近，科研处几次来催，就是毫无灵感，我甚至已经打算放弃了。直到11月7日那天为老爸守灵，恍

1

惚间听到老爸的声音："你的书稿写好了没有？"我说："没有，我想放弃了。"这时那个空旷的布满星星的天空中，传来老爸熟悉的叹息声。我突然醒过来，不能让老爸失望，这应该就是我们祖辈留下的"孝"的含义吧！我的第一本书的动力也源自父母，现在老爸的灵魂已经离开，以前他是我心中的"神"，现在他真的成为"神"了。老爸想看到我的书稿，也是"神"的旨意。11月到12月，我只用了一个月的时间完成了这部书稿。

不要把瑜伽当理论来学，它是一个持续练习和改变的过程，也不要让瑜伽离开生活，在生活中才能照见自己，放下那个傲慢的自我，感恩遇见的每一个人，接受身边发生的每一件事。活出智慧、活得觉知，为你的父母（那个还没有被唤醒的"神"）祝福祈祷！

陈曙星

2021 年 12 月

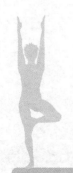

第六章　清洁法、契合法和庞达术　/ 206

第一章

瑜伽综述

引言

学习瑜伽从何入手？怎么学？借用中国古代修身治国名篇《大学》中的文字。

"大学之道，在明明德，在亲民，在止于至善。知止而后有定，定而后能静，静而后能安，安而后能虑，虑而后能得。物有本末，事有终始，知所先后，则近道矣。"

学习瑜伽也是如此，追根溯源才能更接近真相。学习的目标是"止于至善"，"至善"就是瑜伽修习达到"一"的境界，"一"是源头也是终点，本书书名由此而来。

瑜伽是古老的一种修身之法，由于它源于印度，最初对它的文字描述，出自梵文版本的《吠陀典籍》。现代瑜伽从印度传到西方，通过西方再传到中国，而东西方在文化层面上有一些表达是不同的，所以人们对现代瑜伽一直存在着一些误读和误解。

1992 年，当我看到一本西方人写的瑜伽练习手册时，第一感觉就是瑜伽是一种拉伸运动，而手册上对瑜伽的描述也很模糊。为了搞明白瑜伽，我几次去印度，遇到了我的老师——一位印度传统理疗师，跟他学习了传统瑜伽及理疗方法，老师也讲解了《瑜伽经》。但由于语言的问题，我并没有完全理解。直到有一天，我重新阅读《易经》《道德经》《黄帝内经》……这些经典中的文字，让我突然完全明白了"瑜伽"这个外来词的意思，这也是为什么我一直推崇用中国文化来解读"瑜伽"，在我们的传统文化中处处可见瑜伽的本意。将瑜伽中国化，用中国人熟悉的表达方式来传达"瑜伽"，这也是我写这本书的初衷。

第一节　理解瑜伽

瑜伽是探索"超越自我"的实践活动，自从人类开始思考"我是谁"，这一实践活动就开始了。"超越的冲动"根植于生命之中：生命从哪里开始，到哪里结束？那个起点是否就是那个终点？

东方的古老文化中，人们一直都认为生命应有更高的存在形式。从单细胞的存在，到如今人类精致复杂的生命结构，从无意识、潜意识、意识、全意识和超意识，"超越"没有停止过。瑜伽就是这样一种方法，通过"实践—超越—再实践—再超越"，直至"绝对"的存在。它不仅涉及健康科学，还深入人们的日常生活当中，深深地影响着人们的心理和精神世界。

一　中国古代人对生命品质的追求

在解释瑜伽之前，先来谈谈中国古代人对生命品质的追求，通俗地说就是人要活成什么样？人可以活成什么样？怎么才算活得"成功"？

在中国古代经典《黄帝内经》第一篇（上古天真论）中，黄帝向他的老师问的第一个问题令人深思。

黄帝问他的老师："余闻上古之人，春秋皆度百岁，而动作不衰；今时之人，年半百而动作皆衰者，时世异耶？人将失之耶？"

"过百岁而行动不衰"，表达了黄帝关心人活着的两个基本维度：一是活着的长度；二是活着的质量。这应该成为人们活着的成功标准，也是生命品质的评判标准。

他的老师岐伯回答："上古之人，其知道者，法于阴阳，和于术数，食饮有节，起居有常，不妄作劳，故能形与神俱，而尽终其天年，度百岁乃去。"

这里的几个关键词都是"瑜伽"的意思："道""法""和"，在后面章节中会有进一步解读。当然有了活着的基本品质还不算是"成功"。

在《黄帝内经》中，描述了四种成功的人："真、至、圣、贤"。

真人，"把握阴阳，呼吸精气，独立守神，肌肉若一，故能寿蔽天地"；真人的"独立守神"是"瑜伽"的最高境界。

至人，"淳德全道，和于阴阳，调于四时，去世离俗，积精全神"；至人的"积精全神"是"瑜伽"的"三摩地"状态。

圣人，"处天地之和，从八风之理，适嗜欲于世俗之间，无恚嗔之心……形体不敝，精神不散"；圣人的"精神不散"是瑜伽描述的冥想的境界。

贤人，"法则天地，象似日月，辨列星辰，逆从阴阳，分别四时，将从上古合同于道"。贤人是在瑜伽的修习与专注的阶段。

从以上描述来看，活过百岁并不算真正成功，真正的成功必须从"精神不散"到"积精全神"再到"独立守神"。形神合一才是生命品质的完美体现。

"真人"就是完美的瑜伽状态。

"肌肉若一"是指外形的状态。"肌"是紧张的"肉"，"肉"是放松的"肌"，"肌肉若一"是指伸缩自如的肌肉活力；瑜伽体位法的练习最终描述的"稳定而舒适"就是这种状态。

"呼吸精气"是瑜伽练习者呼吸的状态，瑜伽呼吸法练习就是延长呼吸，使呼吸变得越来越精微，引发身体能量层面的改变。

"独立守神"是瑜伽修习者通过冥想达到的最高境界。

二 瑜伽的词意

下面就来分析"瑜伽"这一外来词的意思。根据梵文学者对瑜伽词义的研究，梵文的"Yoga"一词，来自两个字源：一是来自梵语"yuj-i"（结合），指的是人的个体意识与宇宙意识相融；二是 yuj-a（集中），指的是一种意识高度专注与稳定的状态，《瑜伽经》把这样持续稳定的状态称为"三摩地"（samadhi）。从这个角度来说，瑜伽是实现"三摩地"的方法。

三 瑜伽与冥想

从《瑜伽经》对瑜伽的描述，瑜伽是头脑的止息。专注的练习可以让头脑变得纯粹，冥想是稳定的专注，有递进的三个层次：一是对粗糙物体的持续专注；二是对精细对象的持续专注；三是对"空"的持续专注。瑜伽的初级练习就是实现对粗糙对象做专注练习，进而实现冥想达到"三摩地"。这个专注对象可以是：专注于写字，专注于音韵，专注于烛光，专注于身体，专注于呼吸……

专注的对象不是重点，重点是我们是否通过练习收获专注的品质。比如我们比较熟悉的瑜伽体位法练习，如果能通过改变体位培养起稳定的专注力，那就是瑜伽利用身体作为粗糙对象达到"三摩地"。

用身体作为专注对象来达到"三摩地"，是非常高明的做法，虽然有些人并不一定能够进入"三摩地"境界，但至少身体练习本身对健康是有帮助的。身心本来就是一体的，身体的练习给心理累积的情绪一个流动的渠道，同时也培养了觉知力。从觉知、觉悟到觉醒，都可以从身体练习中培养起来。所以瑜伽体位练习的特点是比较缓，整个过程也极其安静，因为练习者都沉浸在身体姿态变化带来的内在感觉中。

在瑜伽练习中，身体只是作为专注对象，并非目的。但是，身体练习必然会带来伤痛的风险，正如要走路就会有崴脚的风险一样。哈达瑜伽在几千年的反复实践过程中，许多动作看似危险其实了解其中的要领后却很安全，这也是为什么一直强调练瑜伽要有师傅。

如今哈达瑜伽体式的科学性和合理性也得到现代解剖学、生理学的不断印证，使这一古老的练习，在动作设计上带上现代气息。对于日渐重视健康的现代人而言，瑜伽的体式练习无疑是一个很好的选择。

当然也有一些瑜伽体式练习者往往在收获了健康后，却忘了瑜伽的真正目的，但这也并不妨碍人们喜欢它，无论是为了健康还是为了瑜伽本身。在生命的内在深处，每一个人都隐藏着一种与生俱来的"探索的冲动"，这迟早会带着他去探索比身体更精细的存在，在心理及精神层面。只要有人稍加提醒，这种内在"探索的冲动"就会被点燃，这个"提醒大家的人"就是瑜伽老师。

在实现"三摩地"这个目标的过程中，可以通过培养个人的行为、"自然与自我"的知识、体位练习（asana）、呼吸控制练习（pranayama）、契合法（mudra）、收束法（bandra）、净化精神（shatkarma）、冥想（dhyana）等一系列方法来实现。

四 瑜伽的中国化表达

瑜伽的本意如何表达？在有代表性的两本印度古籍《薄伽梵歌》和《瑜伽经》中有清晰的表达。尤其是在《瑜伽经》中，作者帕坦伽利的表达理性而严谨。但由于文字表达方式的不同，经过从梵文、英文到中文，译者对瑜伽的理解和表达上会有误差。本书在最后附了《瑜伽经》，这是笔者通过对十几个版本（包括英文版和中文译本）的文字逐条对比，根据自己的练习经验，整理出的相对准确的文字表达。它已经不局限于哪一个翻译的版本，或者说是众多版本的混合版。

《瑜伽经》的开头第一、二段经文就是解释什么是瑜伽，下面是从不同翻译版本摘录的《瑜伽经》对瑜伽的表达，比如："瑜伽是学会控制意识的转变""瑜伽就是停止心灵的起伏""瑜伽是没有心识的状态""瑜伽是控制心识的波动""瑜伽是头脑的止息""瑜伽是思维波动的止息"……虽然看起来不一样，但其本意是一样的。

笔者个人更喜欢"瑜伽是头脑的止息"，就是让头脑安静的意思，就是我们熟悉的"静心"。我们可以找到很多文字来描述瑜伽的本意，"平心静气""心平气和""气定神闲""泰然自若""心旷神怡""从容不迫"……可以达到"无恚嗔之心，恬淡虚无，无思想之患，精神不散"的圣人瑜伽状态，也可以达到"积精全神"的至人瑜伽状态，还可以达到"独立守神"的真人瑜伽状态。

在"瑜伽"的词意上还有一种表达，就是 yuga（"yuga"在吠陀梵语中的意思为"轭"，即驾车时套在牛马颈部的曲木）及其派生词 yugya（戴着轭的动物）。这一点在不少印欧语言中有迹可循，如德语的 joch，法语 joug，拉丁词 jugum，都表达着与"轭"同样的意思。

"Yoga"就有了"驾驭马"和"连接马与车"的意思，后来被印度的智者引申为讨论抽象哲理时的重要词语。马犹如心潮奔腾，车代表身体跟随马一起狂奔，"车夫"就是驾驭马车的人，他就是真我。

"瑜伽（yoga）"一词的意思后来就演变成控制心意的各种方法，而控制心意的方法，就叫静心或冥想。心意相对应身体是阳性的，身体相对于心意是阴性的，阴和阳之间这样动态地制衡，生长和变化出生命的多彩形态。

中国的经典《易经》的"易"有三重含义，易的第一重意思是"变"，日月互存，阴阳交替，世间万事万物变化莫测、刹那生灭，无时无刻不在变化；易的第二重意思就是"不变"，虽然现象是刹那生灭的，但是有一个不变的规律、不变的道理在左右着世间万物的变化；易的第三重意思就是"简易"，大道至简，它本身并不复杂，可以用"一"来表达"道"，这个"一"就是瑜伽的本意。

孔子在诠释《易经》的"易"字时曰："易，无思也，无为也，寂然不动，感而遂通天下之故。"这就是瑜伽冥想的中国式表达。

瑜伽用中国化的表达是"不二"的状态，合一或不分的状态，人与自然合一的状态。"一"是指整体，"道生一，一生二，二生三，三生万物，万物负阴而抱阳，冲气以为和。"（《道德经》）。人是整体中的一个部分，无法从整体中分离出来，如果我们回到整体之中，与整体融为一体，这就是瑜伽状态。相反，如果我们将自己与整体分割开来，那就不是瑜伽了。

整体无论自然、宇宙、地球，还是国家、生命、人……都遵循"道"（事物内在变化的规律）而变化，中国人用"法于阴阳"来表达，古代印度用"Hatha Yoga"（哈达瑜伽，也有人翻译成哈他瑜伽）来表达，"哈"是太阳，意为阳，"达"是月亮，意为阴，"瑜伽"是"统一""联结"之意，Hatha Yoga 就是阴阳统一的意思。瑜伽就是与"一"（整体）连接，实际上"一"（整体）一直都在，是人的头脑把它分开了，瑜伽不是创造而是回归。

古代印度人对原始冲动有极其深刻的觉察和详细记载，他们认为有更高的存在，并赋予更高存在众多称谓：上主、至上存在者、绝对存在者、完整的自我、神灵、无限者、永恒者。瑜伽的追求是达到绝对存在的"一"的状态。

瑜伽是不断地清除那些让人脱离"一"的障碍，身体脱离"一"会有疾，心理脱离"一"会得病，身心不统一会失去健康。瑜伽如同净化身心的一整套实践方法，不断地把覆盖在本真表面的灰尘扫除，帮助人们回归自然；瑜伽是自然赋予人类的礼物，它属于全人类，属于自然这个整体；它是通向内在的路，是回归自然的方法。瑜伽让我们找到那扇门，勇敢地走进去，直到回家。

五 瑜伽是实践

瑜伽不是概念、理论和知识，瑜伽是实践，是行动。它并非教导人们去相信或不相信一些概念或理论，瑜伽的全部就是去做、去体验，无论是传统的师徒传承还是现代教学，瑜伽是练习、是日常行为、是生活方式、是善举、是自我修养、是内观、是对生命存在的全方位的经历和体验。在整个实践过程中，了解生命存在的真相。

瑜伽是一种通过外部世界逐步深入了解内部世界的实践过程。虽然外部世界和内部世界是两个不同的方向，但它们是一体的，通过任何一面都可以了解和影响另一面。身体和心灵就是这样的关系，它们不能被分割开来单独存在，就像正与负、阴与阳、上与下、高与低、前与后……外在与内在它们必须同时存在，要用科学的态度来对待瑜伽。

综上所述，"瑜伽"从词意上是"统一""联结"的意思；"瑜伽"的本意是言行举止的高度一致与和谐，是身体、头脑和心灵的统一与一致。通过练习，这三者的联系将更加紧密，任何一方面失去平衡都将影响其他两者，慢慢地，这三者结合的意识会对人的生存状态有更深刻的影响。

第二节 追根溯源

一 瑜伽的历史

历史可以帮助我们还原真相，帮助我们充分理解瑜伽，并照见当下我们所经验的。瑜伽不但是印度文化的重要遗产，也是全世界文化的重要基础，在人类发展进程中流传至今，如今瑜伽以一个全新的形式盛行于世界各地，在中国从 20 世纪 80 年代末开始发展迅猛，如今各种创新的形式、创新的方法、创新的思维层出不穷，而历史总能让我们沉静下来，回溯其源头。

二 瑜伽的年代

历史年代一直都取决于考古证据，不可能精确无误，但这并不会影响我们通过历史思考和追溯瑜伽的真实由来。根据考古学家及研究瑜伽历史的学者的推测，瑜伽出现的年代，较为主流的估测大约距今 5000 年，但也有研究者认为瑜伽有 8000—10000 年的历史。根据德国学者格奥尔格·福伊尔施泰因（Georg Feuerstein）的《瑜伽之书》提供的研究资料，同时也参考了其他历史资料，笔者对瑜伽的历史过程做如下梳理。

1 瑜伽前吠陀（Veda）时代

有学者将前 6500—前 4500 年称为瑜伽前吠陀（Veda）时代。在文字出现之前，瑜伽和许多古老的方法一样，是以口传心授的师徒方式来代代传承的，这种师徒方式一直延续至今。由于没有文字证据，考古学家在一些历史问题上并未统一，比如关于"雅利安人入侵之说"，就存在不同观点。如果雅利安人并非入侵者，而就是印度河的本地居民，那么印度河文明的吠陀文化就是雅利安人创造的，而不是融合了当地文化的结合体。

当然现在主流的说法是雅利安人入侵之说。"雅利安人"意为"高贵的人"，是游牧民族，擅长骑术。他们的肤色较白。据说在公元前 2000 年，他们凭借优越的智力和体力征服了印度当地的原住民，使其沦为奴隶。雅利安人将自己的文化与当地文化融合后形成了吠陀文化，并形成了四个等级的社会阶层：最低级叫"首陀罗"，由当地的一些破产了、丧失了劳动力的雅利安人组成；第三个阶层叫"吠舍"，他们包括从事手工业、畜牧业、农业的劳动者和商人；第二个阶层叫"刹帝利"，他们包括国王、官吏、武士等统治阶层；最高等级叫"婆罗门"，他们掌握宗教祭祀活动，充当国王的顾问。

2 瑜伽吠陀（वेद，Veda）时代

前 4500—前 2500 年进入瑜伽吠陀（वेद，Veda）时代。"吠陀"主要文体是赞美诗、祈祷文和咒语，是印度人世代口口相传、长年累月积集而成的。"吠陀"的意思是"知识""启示"。"吠陀"用古梵文写成，是印度宗教、哲学及文学之基础，最早的关于瑜伽文字记载的考古证据，是前 4000—前 2000 年在《梨俱吠陀》中出现的。

在《梨俱吠陀》中记载的祭祀仪式流传至今，有学者把它称为"仪式瑜伽"。"仪式"的目的是赢得宇宙与神的和谐及眷顾，虔诚是"仪式"的本质，所以虔诚是瑜伽的重要特征。吠陀的另外三部是《娑摩吠陀》《耶柔吠陀》《阿闼婆吠陀》，而《阿闼婆吠陀》要比《梨俱吠陀》晚好几个世纪，《阿闼婆吠陀》中大部分内容是巫术符咒和咒语，这些咒语的设计主要有：爱的咒语、反诅咒的咒语、促进和平繁荣和健康的咒语。

前2500—前1500年出现了散文体著作《梵书》，它对吠陀记载的祭祀仪式和神话作出系统化解释，也是瑜伽气、脉及脉轮等古老方法的最早的文字记载，这一时期被称为瑜伽的梵书时代。在众多曾经存在过的梵书中，流传下来的很少，《爱陀奈耶梵书》可能是最早的梵书之一，它主要讨论的是苏摩祭祀、火祭及王室圣典仪式。

3 后吠陀时代和奥义书时代

有学者把前1500—前1000年这一时代叫作后吠陀时代和奥义书时代，这期间又出现了一系列哲学经典奥义书，"奥义书"的梵文是 उपनिषद्，英文为 Upanishad (Upa 近旁，ni 向下，shad 坐)，字面意思是"坐在近旁"。靠近师父（灵性导师）而坐，聆听、讨论、获得神圣奥秘的超然智慧。

奥义书现存的有200多本，但其年代跨度很大，公认的奥义书为108本，其中较早的奥义书有：《大森林奥义书》《歌者奥义书》《侨尸多基奥义书》《爱多雷耶奥义书》《由谁奥义书》。

奥义书的圣人们将吠陀的仪式内在化，在《侨尸多基奥义书》(2.5) 中有："确乎，人在说话时，就不能呼吸。这时他用呼吸祭奉言语。确乎，人在呼吸时，就不能说话。这时他用说话来祭奉呼吸。无论是醒着还是睡着，人不断地供奉着两种无限和不死的祭品。其他各种祭品均为有限的，因为它们全都在于祭祀活动。"这是对祭祀仪式本质的进一步描述。在《大森林奥义书》(4.4.30) 中有："应该看到它是唯一者，不可测量，恒定不变；这自我没有污垢，不生，超越时空，伟大，坚定。"

《伽陀奥义书》将那吉盖多从死神那里获得的奥义知识称为"完整的瑜伽法"，说他由此"摆脱污垢和死亡，达到梵"(2.3.18)。《白骡奥义书》中描述了修习瑜伽的适宜地点以及通过控制身体和思想认知梵："犹如一面镜子沾染尘土，一旦擦拭干净，又光洁明亮，同样，有身者看清自我本质，也就达到目的，摆脱忧愁。"(2.14)《弥勒奥义书》中也将瑜伽作为与梵合一的方法加以描述，并将瑜伽分为六支："调息、制感、沉思、专注、思辨和入定。"(《奥义书》，黄宝生译.商务印书馆.2010版：16-17。)

4《薄伽梵歌》的出现

前 1000 年—前 100 年出现了两大史诗《摩诃婆罗多》和《罗摩衍那》。《薄伽梵歌》收载于《摩诃婆罗多》中（尤其是其中《解脱法篇》），叙述的是两个古老部落王国（般度族和俱卢族）之间的战争。《薄伽梵歌》是当时最重要的瑜伽文献，它的姐妹篇《续歌》也蕴含着同样的瑜伽思想。

《薄伽梵歌》是克里希那与阿周那王子的对话，这场对话发生在俱卢战场上，是史诗故事的精华，是瑜伽的经典表达，也是古老真理的教导与重申。《薄伽梵歌》有如下文字片段："即使不参与行动，并不能摆脱行动，即使弃绝一切，也不能获得成功，因为世上无论何人，甚至没有一个片刻不行动……从事行动而不执着，这样的人是佼佼者。""无知者行动而执着，智者行动而不执着。""自我接受瑜伽的约束，在自我中看到众生，在众生中看到自我，无论何处一视同仁。"

5《瑜伽经》的出现

150—200 年，帕坦伽利整理和撰写了《瑜伽经》，将瑜伽系统完整地呈现给世人。这是古典瑜伽的巅峰之作。《瑜伽经》共分成四个部分：第一部分，三摩地；第二部分，修习篇；第三部分，超能力；第四部分，凯瓦尔亚（涅槃，解脱）。《瑜伽经》共有 196 段经文。与《薄伽梵歌》不同的是，在《瑜伽经》里帕坦伽利以科学的语言，系统地梳理了瑜伽、瑜伽修习的八支、瑜伽修习过程中的超能力现象及终极目标"涅槃"。

先来看《瑜伽经》开始的三段经文传递出来的信息：

1.1 现在，讲解瑜伽。

1.2 瑜伽是头脑的止息。

1.3 那么，人就能回到本性之中。

"现在，讲解瑜伽"，"现在"是"此时此刻""当下"的意思，回到"当下"瑜伽就已经开始了，瑜伽是让我们回到"当下"的一种修习方法，它是要我们去做、去行动的方法，让我们不要成为瑜伽的学者，而要成为瑜伽的行者。瑜伽从现在开始，现在是过去的终点，是未来的起点。现在包含了过去和未来，瑜伽既不是过去也不是未来，是现在，回到此时此刻，你是否准备好了？当你进入瑜伽的实践，改变就开始了。当你遇到痛苦，当你对生活失去信心，当你绝望的时候，当你怀疑生命意义的时候……就在此时此刻开始瑜伽。它会带给你新鲜的生命气息。

"瑜伽是头脑的止息"，意思是头脑的波动静下来时才能回到当下，当下是一个无限的概念。头脑活动包括了思想、观念、知识、自我、欲望……只有让他们停止活动，才会有另外一个我们还没有发现的"存在"出现，那个"不知道"的知识才会被经验到，那就是瑜伽的存在经验。头脑的活动会错过这个被忽略的"不知道"的知识。

"那么，人就能回到本性之中"，那个被忽略的"存在"就是"本性"。本性就是还没有被头脑覆盖的，纯真至善的存在。

帕坦伽利在《瑜伽经》中没有提到一个体式的名字，仅仅说明了一个好的体式的特征。也可以这样理解，帕坦伽利将体式做了高度概括，也就是说无论什么体式，要精通它必须符合"稳定而舒适"这样的条件。在之后的三个重要瑜伽文本中，提到湿婆创造了840万个体式，其中经典的是84种，最有用的是32种。这三本重要瑜伽文献是《哈达瑜伽之光》《格兰达本集》和《湿婆本集》。

6《哈达瑜伽之光》的出现

1350—1550年，斯瓦塔摩茹玛（Swatamarama）所著的《哈达瑜伽之光》（*Hatha Yoga Pradipika*）问世。它是关于哈达瑜伽最有影响力的现存文献之一。

《哈达瑜伽之光》共分为四章，包括：体式（asana）、调息法（pranayama）、清洁法（shatkarma）、契合法和收束法（mudra and bandha）。它不仅是为了健康和健身，也是为了唤醒至关重要的能量：普拉那、脉轮和昆达里尼（夏克提）。

它指出，哈达瑜伽不仅仅是一种身体练习，而且是一个细胞从粗糙到精微再到神圣的转变过程。因此，哈达瑜伽被认为是所有高级瑜伽的基础。

7《格兰达本集》的出现

1650年出现了《格兰达本集》（*The Gheranda Samhita*），这本书很可能来自印度东北部，是一本基于格兰达（Gheranda）和昌达（Chanda）对话的教学手册。

《格兰达本集》共分为七章，包含351段句。该书声称湿婆教了840万个体式，其中84个是杰出的，"32个在人类世界是有用的"。

书中把身体和心灵描绘成承载和服务于灵魂（阿特曼，普鲁沙）的血管。该书讲的是七支瑜伽，宣称它的目标是通过一个人一生不断自我发展的七步来完善个人的身体、思想和灵魂。这个目标的方法包括：清洁、体式练习（详细说明了32个体式练习，如何建立身体力量）、身印和手印（25个契合法来完善身体的稳定性）、呼吸法（10种呼吸练习）、制感（5个制感的方法）、冥想（3个冥想阶段）、三摩地（6种三摩地），另外还有关于适当的营养和生活方式的内容。

8《湿婆本集》的出现

1750年出现的《湿婆本集》（*Shiva Samhita*）是一个梵文本集，是由一个不知名的作家写的。《湿婆本集》是印度教湿婆神对他的配偶帕尔瓦蒂说的话。该书共分五章，第一章论述了南印度斯里维迪亚学派的吠檀多（Advaita Vedanta）的不二论哲学思想，剩下的章节讨论瑜伽导师（老师）对学生的重要性，各种体式、契合法和冥想（超能力）可以通过瑜伽和密宗获得。

《湿婆本集》是现存的三本关于哈达瑜伽的经典之一，它建议所有家庭成员练习瑜伽并从瑜伽中获益。

三 瑜伽发展史中的重要人物

从传说中的第一位瑜伽导师哈朗亚格嘎，到瑜伽之父帕坦伽利，到哈达瑜伽的第一个推广者斯瓦塔摩茹玛；从把瑜伽带到西方的先行者斯瓦米·维韦卡南达，到近代哈达瑜伽的复兴者特鲁马莱·克里希那马查里亚……瑜伽从遥远的印度被带到了世界各地，从秘而不宣的修行方式，变成了大众健康的方法手段。

《瑜伽流派与历史人物》

这些大师以永恒的光辉照亮了后人的道路，他们是瑜伽历史长河中永不陨落的星辰！

1 希拉雅格巴（哈朗亚格嘎）（Hiranyagarbha）

Hiranyagarbha（梵语：हरिण्यगर्भ；从字面上看意思是"金子宫"或"金蛋"，诗意地翻译为"宇宙的胚芽"，宇宙创造的源泉）。希拉雅格巴（哈朗亚格嘎）是传说中瑜伽最早的宣扬者，也称金胎。

在《梨俱吠陀》中有："据说从一开始就兴起了，是万物之主，他维护天地，赐生命和气息，他的命令连神都服从，他是万神之上的神，是万物的生命法则。"根据摩奴（印度神话中的人类祖先，古印度《摩奴法典》的制订者）的说法，希拉雅格巴（哈朗亚格嘎）是第一个男性，是由不可捉摸的永恒的第一个原因在一个金色的蛋里形成的，就像太阳一样灿烂。"他漂浮在空虚和黑暗的存在大约一年，然后摔成了两半，造出了天和地。"

希拉雅格巴（哈朗亚格嘎）是一个传说中的传奇人物，尽管他的身份、他存在的时间都无从知晓，但是谈到瑜伽的历史，我们必须从他开始。传统的古典瑜伽认为希拉雅格巴（哈朗亚格嘎）是瑜伽的发起人。在《吠陀经》《奥义书》和其他文献中，不同的哲学家都宣称希拉雅格巴（哈朗亚格嘎）是第一个开创瑜伽修炼方法的人，他是瑜伽的第一个导师，启发了所有的后来宣扬或者记叙瑜伽的哲学家。在印度最知名的史诗故事——《摩诃婆罗多》中这样说道：希拉雅格巴（哈朗亚格嘎）是瑜伽最古老的宣扬者。

2 帕坦伽利（Pantajali）

帕坦伽利是瑜伽的奠基者。他撰写的《瑜伽经》（*Yoga Sutra*）是继《薄伽梵歌》（*Bhagavad Gita*）之后的另一部奠基之作，帕坦伽利因此著作而被誉为"瑜伽之父"。

帕坦伽利综合并组织了来自古老传统的瑜伽知识。《瑜伽经》对瑜伽的广泛传播起到了巨大的作用。他给瑜伽下的定义是："瑜伽是思维波动的止息。"

《瑜伽经》分三摩地、修习篇、超能力和礼弥亚（涅槃、解脱）四章，有196句箴言，是第一本逻辑性和可操作性很强的瑜伽修习的书籍。书的开篇对瑜伽作出了明确的定义，到实践，到获得成就，到最终开悟解脱。《瑜伽经》在练习篇提出的"八支"（Ashtanga）一直都是瑜伽练习者的练习指南。八支的内容：持戒（yama）、内制（niyama）、体位法（asana）、调息（Pranayama）、制感（Pratyahara）、专注（dharana）、冥想（dhyana）、三摩地（samadhi）。八支瑜伽，也对印度密宗瑜伽和佛教金刚乘产生了一定的影响。（关于"八支"本书还会作详细表述）

3 斯瓦塔摩茹玛（Swatamarama）

Swatmarama（梵语：सवात्माराम；IAST：svātmārāma）是15和16世纪的印度瑜伽圣人。人们对真正的斯瓦特摩茹玛知之甚少。斯瓦塔摩茹玛最著名的著作是《哈达瑜伽之光》（Hatha Yoga Pradipika）也译为《哈达瑜伽灯论》或《哈达瑜伽经》），是继《薄伽梵歌》和《瑜伽经》之后最重要的瑜伽经典，主要内容为当今瑜伽学员熟悉的体势、调息、契合法和收束法。

斯瓦塔摩茹玛对现代瑜伽的发展影响深远。在印度文化之外，"瑜伽"通常被狭隘地理解为"哈达瑜伽"。斯瓦塔摩茹玛在瑜伽历史上有两个方面的主要贡献：首先，哈达瑜伽是瑜伽体位锻炼的开端。斯瓦塔摩茹玛被普遍认为是哈达瑜伽的集大成者，他开始了哈达瑜伽的广泛传播。其次，斯瓦塔摩茹玛开创了瑜伽治疗的先河。他建议将瑜伽与阿育吠陀（Ayurveda）结合，可以控制并治愈一些常见疾病。（关于阿育吠陀在后面的章节中有介绍）

史书上记载斯瓦塔摩茹玛穷极一生，周游各地推广哈达瑜伽。他深受帕坦伽利和印度密宗思想的影响。他认为每一个生命皆有两面，这两面能量的平衡对生命之流的影响重大，这也是他之所以命名哈达瑜伽的由来："日"（Ha）和"月"（tha），代表两个相对的能量，如冷热、男女、正负、阴阳。哈达瑜伽试图以体能运动和调息，并通过放松冥想平静心灵，借此平衡两个相对的能量。

斯瓦塔摩茹玛科学地通过对人体不同阶段的控制，来平衡两个能量流——通常称为左脉（Ida）和右脉（Pingala），从而提升中脉（Sushumna），打开不同的气轮（Chakra）（从脊柱底端开始到头部结束的各个能量中心），直到头顶，引发"至上意识"。右脉被比喻为"日"，左脉被比喻为"月"，二者在中脉中会合，就是"日月瑜伽"（左右能量的结合）。

哈达瑜伽实际上是通过对身心的锻炼，将身体能量流在身体中央有效约束和导引，并引发神圣意识的一种锻炼方式。他用浅显易懂的方法与技巧，传授不同的体式、调息法、清洁法、契合法和收束法。以瑜伽的调息、净化呼吸为锻炼方法是斯瓦塔摩茹玛的特殊贡献。

他认为哈达瑜伽的真正目的是为达到胜王瑜伽奠定基础，并为最终的解脱服务。

4 斯瓦米·维韦卡南达（Swami Vivekananda）

斯瓦米·维韦卡南达（1863 年 1 月 12 日—1902 年 7 月 4 日），是一个印度的印度教僧侣，19 世纪印度神秘的室利·罗摩克里希纳的首席弟子。他是将印度吠檀多哲学和瑜伽引入西方世界的关键人物，法号辨喜。现在普遍的观点认为正是 1893 年辨喜的美国之行，使印度传统瑜伽传播到了西方世界。辨喜是先行者，是人类文化史上的重要人物，对东西方文化的交流起到了关键的作用。

维韦卡南达将人重新定义为"潜在的神性"，从而消除了人神间的隔阂，他说每个灵魂都可能是神圣的。我们的目标是通过控制内在思想和外在习性来显化神性。通过工作、崇拜、精神训练或哲学——通过一个或多个，或所有这些——来做这件事，你就会获得自由。这就是宗教的全部。教条、仪式、书籍、庙宇或形式都只是次要的细节。

维韦卡南达将道德与控制思想联系起来，认为真理、纯洁和无私是加强道德的品质来源。他强调，成功是集中思想和行动的结果。在他关于胜王瑜伽的演讲中，他说："接受一个想法。让这个想法成为你的生活——想它，梦想它，生活在这个想法上。让你的大脑、肌肉、神经，身体的每一部分都充满这种想法，不要去想其他的想法。这就是成功之道，伟大的精神巨人就是这样产生的。"

维韦卡南达是新吠檀多的主要代表人物之一。他的重新诠释，无论是过去还是现在都非常成功，是瑜伽、超验冥想、自我知识和其他形式的印度精神在西方受到热烈欢迎的主要原因。

5 斯瓦米·悉瓦南达（Swami Sivananda）

斯瓦米·悉瓦南达（1887 年 9 月 8 日—1963 年 7 月 14 日），印度教的精神导师，瑜伽和吠檀多的支持者，是有史以来最具有影响力的瑜伽教师之一。他一生的大部分时间都住在瑞诗凯什的穆尼基雷蒂附近。

1936 年他创立了神圣生命学会（DLS），是瑜伽吠檀多森林学院（1948 年）的创始人。悉瓦南达是一位多产的作家，他写了 296 本书，涉及各种主题：形而上学、瑜伽、吠檀多、宗教、西方哲学、心理学、末世论、美术、伦理学、教育、健康、格言、诗歌、书信、自传、传记、故事、戏剧、信息、演讲、对话、散文和选集。他的书强调瑜伽哲学的实际应用多于理论知识。

悉瓦南达瑜伽，是由他的弟子维什努德瓦南达传播的瑜伽形式，现在通过悉瓦南达瑜伽吠檀多中心在世界许多地方传播。这些中心并不隶属于悉瓦南达的道场，后者由神圣生命协会管理。

6 斯瓦米·库瓦拉亚南达（Swami Kuvalayananda）

斯瓦米·库瓦拉亚南达（1883 年 8 月 30 日—1966 年 4 月 18 日）是一名研究人员和教育家，主要因对瑜伽科学基础的开创性研究而闻名。1920 年，他开始对瑜伽进行科学研究，并于 1924 年出版了第一本专门研究瑜伽的科学杂志《瑜伽弥摩沙》（Yoga Mimamsa）。他的大部分研究都是在凯瓦利达马健康和瑜伽研究中心进行的，该中心也是他于 1924 年创建的。他对现代瑜伽的影响是"深远的"。

7 特鲁马莱·克里希那马查里亚（Tirumalai Krishnamacharya）

特鲁马莱·克里希那马查里亚（1888 年 11 月 18 日—1989 年 2 月 28 日），印度瑜伽教师、阿育吠陀治疗师和学者，通常被称为"现代瑜伽之父"，克里希那马查里亚被广泛认为是 20 世纪最有影响力的瑜伽老师之一，被誉为"哈达瑜伽的复兴者"。

克里希那马查里亚的学生包括许多瑜伽著名的老师：英德拉·黛维（1899—2002）、K. 帕塔比·乔伊斯（1915—2009）、B. K. S. 艾扬格（1918—2014）、T. K. V. 德西卡查尔（1938—2016）。克里希那马查里亚是艾扬格瑜伽创始人 B. K. S. 艾扬格的姐夫，艾扬格认为是克里希那马查里亚鼓励他在 1934 年学习瑜伽的。

8 英德拉·黛维（Indra Devi）

Indra Devi（1899 年 5 月 12 日—2002 年 4 月 25 日），原名 Eugenie V. Peterson（俄文 Евгения Васильевна Петерсон），是一位俄罗斯瑜伽老师，克里希那马查里亚的早期弟子。1899 年 5 月 12 日，出生在俄罗斯帝国的拉脱维亚，于 2002 年 4 月 25 日 102 岁高龄仙逝。

1938 年，黛维成为克里希那马查里亚瑜伽弟子中的第一位外国女性。经过一年的学徒训练，后成为一名瑜伽老师，并出版了一本关于哈达瑜伽的畅销书，*Forever Young，Forever Healthy*（《永远年轻，永远健康》）。

1939 年，黛维随丈夫离开印度来到中国。在宋美龄的支持下，在上海的"爱芦"别墅里，黛维开设了自己的瑜伽教室，教授宋美龄及上海的达官显贵瑜伽。后来她在上海建起了第一所瑜伽学校，成为第一位在中国开设现代瑜伽的老师，也是第一位把现代瑜伽引入中国的人。

1947 年，黛维移居美国，住在好莱坞，并开设了一家瑜伽工作室，以"第一瑜伽女士"著称，她的教学包括瑜伽体式、呼吸技术、生活习惯和饮食，吸引了众多名流弟子。当时的社会名流及众多影星纷纷追随她练习瑜伽。

1960 年，黛维被邀请在克里姆林宫宣讲瑜伽，而观众正是苏联前总理、外交部长、苏维埃主席等高层领导人，并录制了一些瑜伽的教学讲座，包括"用瑜伽更新你的生活"。黛维精彩严谨的演讲，广受好评认可，最终使得瑜伽教学在苏联合法化。

9 帕塔比·乔伊斯（K. Pattabhi Jois）

帕塔比·乔伊斯（1915 年 7 月 26 日—2009 年 5 月 18 日）是一个印度瑜伽老师和梵文学者，开发和推广的瑜伽的串联（vinyasa）风格被称为活力瑜伽。1948 年，乔伊斯在印度迈索尔建立了阿斯汤加瑜伽学院（现在被称为 K. Pattabhi Jois Ashtanga 瑜伽学院）。帕塔比·乔伊斯是 20 世纪帮助建立现代瑜伽的印度人之一。

10 B. K. S. 艾扬格（Bellur Krishnamachar Sundararaja Iyengar）

B. K. S. 艾扬格（1918 年 12 月 14 日—2014 年 8 月 20 日），又名 B. K. S. Iyengar，现代瑜伽风格"艾扬格瑜伽"的创始人，被认为是世界上最重要的瑜伽老师之一。他写了很多关于瑜伽练习和哲学的书，包括《瑜伽之光》《调息之光》《帕坦伽利瑜伽经》和《生命之光》。艾扬格是克里希那马查里亚最早的学生之一。2004 年，艾扬格被《时代》杂志评选为全球最具影响力的 100 人之一。

11 T. K. V. 德西卡查尔（T. K. V Desikachar）

德西卡查尔（1938—2016 年）是克里希那马查里亚的最后一位门徒，也是他的儿子，他将克里希那马查里亚晚年改进的维尼瑜伽（Viniyoga）方法继承了下来，并传达给西方瑜伽世界。

纵观历史，自从克里希那马查里亚打开了现代哈达瑜伽发展的大门，使古老的瑜伽智慧展示出全新的千姿百态的活力，同时也给一些没有足够自律的、投机取巧的人以浑水摸鱼的机遇，一些人利用瑜伽在做非瑜伽的事情。但我们相信人们对健康的追求不会改变，智慧和真理不会被淹没。

第三节　瑜伽流派

哈达瑜伽实际上就像"清洁术"，它是让身心净化的方法和途径。方法和途径成千上万，但最终的目的是一致的，自从克里希那马查里亚打开了现代哈达瑜伽的大门，瑜伽已经不再用古老的师徒口传的方式被传递。随着时间的推移，一些内容被添加进去，也有一些内容则被遗漏或改变，出现了许多不同的练习方法，而在这些练习方法内部又出现了新的分裂与改革。不同练习方法的导师观点与修习方法各不相同，甚至会出现互不调和的冲突。

从克里希那马查里亚的四个具有世界影响力的弟子身上，我们就可以看到这样的变化和不同。英德拉·黛维根据老师给她的教学笔记整理出一套自己的教学模式，将瑜伽体式、呼吸和饮食结合的瑜伽健康课程推广传播；K. 帕塔比·乔伊斯把老师的串联（vinyasa）风格整理成固定的编排，成为现代阿斯汤加课程的传播者；B. K. S. 艾扬格由于老师让他去教女子，后来又被派到普那教授妇女、老弱和病人，他改进了从克里希那马查里亚那里学到的体式，根据学生的特点，利用辅助工具及独特的一套教学赢得了全世界众多学生，他的教学方法被学生们尊称为"艾扬格瑜伽"；T. K. V. 德西卡查尔是克里希那马查里亚的关门弟子，老师把他晚年整理出来的"维尼瑜伽（Viniyoga）"传给了德西卡查尔，德西卡查尔通过整理改进把维尼瑜伽这样的"私人订制"式方法传播出来。

方法还在不断的变化，可是瑜伽并没有改变。在克里希那马查里亚之前，瑜伽一直以古老的方式传递。实际上古老的瑜伽在传播的过程中，也有众多不同的方法，由于学习的人在层次上不同，有些是在身体层面，有些是在能量层面，有些是在心理及行为层面，有些是在灵性层面，但它们在做的是同一件事情——"清洁"。

哈达瑜伽之父克里希那马查里亚一直是以吟唱"吠陀经典"和"瑜伽经"作为练习的开始和结束的。他以这样的方式告诫弟子们，身体不是瑜伽的"目标"而是"媒介"。哈达瑜伽是以身体作为媒介来实现三摩地，身体练习是实现三摩地的基石。

哈达瑜伽是印度最被推崇的六大瑜伽流派之一，另外的五个流派分别是：胜王瑜伽（Raja Yoga）、智慧瑜伽（Jnana Yoga）、行动瑜伽（Karma Yoga 业瑜伽）、虔信瑜伽（Bhakti Yoga）、真言瑜伽（Mantra Yoga 语音瑜伽）。另外拉亚瑜伽（Laya Yoga）和昆达里尼瑜伽（Kundalini Yoga）与哈达瑜伽密切相关，常作为独立流派被提及。这两种瑜伽有时也被认为是同一种瑜伽，差异仅仅是术语上的不同。拉亚瑜伽的练习者相信，虽然深度冥想可以加速精神上的进步，但如果他们没有首先掌握哈达瑜伽，他们将完全无效。哈达瑜伽中的体式、庞达和调息的练习对于消除身体内部的障碍，准备好微妙的能量系统，以承受并引导强大的昆达里尼能量的释放是必要的。拉亚瑜伽实际上是结合了冥想、唱诵和哈达瑜伽中的呼吸、体式等方法的练习。

一 印度六大瑜伽流派

1 胜王瑜伽（Raja Yoga）

Raja 的词义是"王侯""首长"，Raja Yoga 就叫王瑜伽，而胜王即胜于王者之意。胜王瑜伽的目标是恢复真实的神我（purusha，普鲁沙），普鲁沙是身心最终的统治者或国王，他被帕坦伽利视为无数超验神我中的一个特殊的神我。

胜王瑜伽的另外一种说法是，帕坦伽利的瑜伽是被国王用来修习的，尤其是 10 世纪的国王薄阔（Bhoja），他甚至写了一本著名的《瑜伽经》注释。所以胜王瑜伽指的就是帕坦伽利《瑜伽经》所描述的修习方法，通过"八支"实现瑜伽终极目标。

"八支"的梵文是"Ashtanga"，是 ashta（八），anga（分支），因此也叫八支瑜伽。帕坦伽利《瑜伽经》的核心是冥想，通过冥想达到三摩地。所以胜王瑜伽也被视为冥想或三摩地瑜伽。

2 智慧瑜伽（Jnana Yoga）

Jnana 这个词的意思是"知识""洞见""智慧"或"知晓"。智慧瑜伽是通过对"真我知识"的修习，或者更确切地说，通过修习分辨真假或真幻的智慧来认识神我的道路。

最早提及智慧瑜伽一词的是《薄伽梵歌》（3.3），书中克里希那宣称："在这个世界上，有两种信仰可以实现个体意识（知觉）与终极意识（觉知）的融合统一：一种是经验主义哲学家走的智慧之路；另一种是瑜伽行走的奉献之路。"

智慧瑜伽认为，人要达到圆满需要有正确的"自我"知识，一旦真正觉悟"自我"，就达到瑜伽的最高境界。"傲慢；行动中私我人格的错觉；权利、名望和性占有是认清真我的阻碍。"

商羯罗在《自我知识》中这样描述：

"我创作《自我知识》（Atmabodha）是为了这样一些人：通过苦修，他们已经获得（身心）净化，心中平静，摆脱了感官欲求，他们渴望获得解脱。"

"由于和五鞘结合，纯粹的阿特曼（Atman）就如同五个鞘一样。这就如水晶，一片蓝布或红布与之相触，水晶就好像是蓝的或红的了。"

五鞘分别是：粗身鞘（annamayakosa）、能量鞘（pranamayakosa）、心意鞘（manomayakosa）、智性鞘（vijnanamayakosa）和喜乐鞘（anandamayakosa）。

"通过分辨，一个人就可把纯粹的、最内在的自我和覆盖着它的五鞘分开。这就如同用杵敲谷粒，就可把谷米和谷壳分开。"

"阿特曼（Atman）不同于身体、感官、心意、菩提（觉理智）和无分别的原质。

但它是它们的功能的目击者，可以把它比作国王。"

"同样，就如一盏灯并不需要另一盏灯去照亮，作为意识本身的阿特曼也不需要另一个意识的工具去照亮自身。"

"在乌帕蒂（Upadhi）被摧毁之时，他，默观者，完全专注在毗湿奴也就是遍布一切的灵之中，就像水在水中，空在空中，光在光中。"

乌帕蒂（Upadhi）：是吠檀多哲学中的一个核心术语，意思是限制的附属物。
毗湿奴：印度教的三位最高主神之一，梵天主管"创造"，湿婆主掌"毁灭"，而毗湿奴即"维护"之神。

"尽管阿特曼是实在和意识，并且永远都存在于任何地方，然而只有智慧之眼才能感知到它。但是，视力被无明模糊了的人看不见绚丽的阿特曼，就像盲人看不见灿烂的太阳。"

3 行动瑜伽（Karma Yoga）

Karma 一词的意思是"业""因果效应"，Karma 指的是行为、职责、工作、行动、努力的结果，所以 Karma Yoga 也叫"业瑜伽"。

《薄伽梵歌》（3.3），书中克里希那在提及智慧瑜伽时也提到行动瑜伽，行动瑜伽是"无私我的行动"之瑜伽。

"在这个无私的服务里，任何的努力都不会有损失，结果都不会减少。正确地付出即使是极少的一点努力也会把人从最大的危险中解救出来。"（《薄伽梵歌》2.40）

"业瑜伽将使人断然决定只求觉悟到神，而那些为了享受行动成果而行动的人，他们的欲望是无止境的。"（《薄伽梵歌》2.41）

"你只有履行自己的职责的权利，但绝不能控制和要求任何结果。享受行动的结果不应成为你的动机，但你绝不应该不行动。"（《薄伽梵歌》2.47）

"业瑜伽士或无私的人今生就可以从恶习和美德中解脱出来。因此要为无私服务而奋斗，要尽其所能地行动，而不执着于行动的结果，这被称为业瑜伽。"（《薄伽梵歌》2.50）

"业瑜伽士因为放弃了所有行动的结果而摆脱了再生的束缚，达到解脱和涅槃的神圣极乐至境。"（《薄伽梵歌》2.51）

行动瑜伽的简明表达是"行动而不执着"。意思是在行动时关注的是行动过程的自由，而对私我动机持超然态度。当作为行动主体的私我错觉被超越时，我们就能认识到行动是自发产生的。如果没有私我的阻断，行动的自发性看上去就像平滑的水流。所以，真正觉悟之人的行动是简洁而优雅的，这是未觉悟之人通常缺乏的。在觉悟者的行动背后，没有发起人或者我们可以说，原质本身就是发起人。

4 虔信瑜伽（Bhakti Yoga）

巴克蒂（bhakti）一词源自词根 bhaj（意思为"分享"或"参与"），通常被翻译为"虔信"或"爱"。因此，巴克蒂瑜伽也被称为奉爱瑜伽，是针对神圣者的充满爱的自我奉献和分享。

通过对神的虔信来达到解脱，对绝对整体的奉献服务。纯粹的爱心服务瑜伽（巴克蒂瑜伽）是在得到启发之后才开始的，也就是说，这是一个受到启发的人的行为……巴克蒂瑜伽可以用不同的方式来表达——用无限的爱来崇拜至高存在，用纯粹的奉献来服务至高存在，最重要的是，学习控制思想；将它转向内在，在内心的寂静中享受交融的幸福。

随后，个体灵魂与宇宙发生了深刻的结合。当所有的行为都奉献给至高存在的时候，那么最高的知识就达到了，而奉献者也充满了最崇高的狂喜。巴克蒂瑜伽被斯瓦米·维韦卡南达（Swami Vivekananda）称为"系统化的奉献之路，以实现与绝对的结合"。

在《薄伽梵歌》（Bhagavad Gita）的第十二章中，克里希那将巴克蒂瑜伽描述为"通往最高精神造诣的道路之一"。

5 真言瑜伽（Mantra Yoga）

Mantra（曼陀罗）一词由词根 manas（心意）和 tra（保护）构成，所以它的意思是保护心意。Mantra 的中文翻译，音译为曼陀罗，意译为真言。"曼陀罗"另一译意为"咒语、颂歌、圣歌"，因此 Mantra Yoga 也叫唱颂瑜伽或语音冥想瑜伽。曼陀罗（mantra）最初出现在印度最古老的梵文文献《吠陀经》中。

吠陀（veda）的意思是"知识"，大多数曼陀罗都是用两行诗节的方式写成，当然也有单行诗节，甚至只有单个词。最基本的曼陀罗是"唵（Aum/Om）"。按《瑜伽经》的说法，"唵"是宇宙原始音，是人们在冥想中可以听到的声音，是表达神圣者最为古老并流传至今的神圣的词，是所有词中最为神圣的词，所以"唵（Aum/Om）"被称为曼陀罗之源（pranava mantra）。

《吠陀经》认为，曼陀罗是个人与宇宙终极实在即梵合而为一的有效工具，是身心灵性修持的特别方式。真言瑜伽（Mantra Yoga）将声音作为超越的工具。声音是振动的一种形式，印度古代和中世纪的瑜伽师都是这么认为的。

声音，尤其是重复的声音，会影响意识，这一发现可以追溯到很久以前，也许是石器时代。我们基本可以假定某种形式的简单唱诵和以动物之骨等为鼓槌的敲击，与石器时代的仪式有关。因此，从吠陀文明在印度繁荣之时，声音（既作为仪式语言或唱诵，也作为音乐）已经成为一种相当复杂巧妙的宗教表达和灵性转变方法，这也就不足为奇了，至今它是印度教中最为人们广泛认可和尊崇的神圣仪式。曼陀罗的种类很多，这里介绍其中一个唱诵。

ओम

Om

आप सभी अंधेरे और अज्ञान को नष्ट कर रहे हैं

你是摧毁一切黑暗和愚昧的光芒

आप जीवन और खुशी का दाता हैं

你是生命和喜悦的赐予者

आप ब्रह्मांड की उत्पत्ति हैं जो सभी जीवन लाती है

你是带来一切生命的宇宙的始源

音频 1-1

曼陀罗音乐

6 哈达瑜伽（Hatha Yoga）

哈达瑜伽（Hatha Yoga）这个词的解释是"ha"（太阳）和"tha"（月亮）的"yoga 联结"，哈(ha) 代表阳性，而达(tha) 代表阴性，两个相对的能量：如阴阳、正负、动静、冷热、男女、身心……哈达瑜伽通过各种变化体位的练习和调息，并通过放松冥想平静心灵，借此平衡两个相对的能量。哈达瑜伽的终极目标是通过对身心的锻炼，将身体能量流在身体中央有效约束和导引，并引发神圣意识在不朽的身体中觉悟或解脱。（哈达瑜伽在介绍斯瓦塔摩茹玛时已经有详细表述，这里就不再重复）

斯瓦塔摩茹玛在《哈达瑜伽之光》中这样表述：

"哈达瑜伽是攀登三摩地的基石和阶梯"；

"没有胜王瑜伽就不能成就哈达瑜伽，没有哈达瑜伽就不能成就胜王瑜伽"；

"那些不懂胜王瑜伽的人只是哈达瑜伽的练习者，他们的努力和劳动不会产生什么结果"。

二 不同风格的现代哈达瑜伽

从克里希那马查里亚向世界敞开了哈达瑜伽的大门起，哈达瑜伽在不到一个世纪的时间里迅速在全世界广为流传。从 20 世纪 80 年代末至今，在中国哈达瑜伽的练习者也在快速增加，一方面这样的练习形式很灵活，不需要浪费很多公共资源，对场地要求很低，只需一块瑜伽垫；另一方面，练习带来的健康、形体改变和精神放松给练习者非常良好的体验；如今的专业瑜伽练习场所营造的环境幽雅宁静，很受都市人的欢迎；为了迎合不同人群的需求，现代瑜伽以十分惊人的速度发展和衍生出众多现代哈达瑜伽练习的方法，涌现出许多创新的课程及名称。为了让练习者尤其是没有接触过瑜伽的初学者不受这些名目繁多的名称困扰，下面将现有的一些主要现代哈达瑜伽练习课程做简单介绍。

1 阿斯汤加瑜伽（Ashtanga Yoga）

阿斯汤加（Ashtanga）瑜伽的字面意思是"八支瑜伽"，源于帕坦伽利的《瑜伽经》中的"八支"。帕坦伽利认为，揭示宇宙自我的内在净化之路包括以下八种精神实践：Yama（道德规范）；Niyama（自我净化与研究）；Asana（姿势）；Pranayama（呼吸控制）；Pratyahara（感觉控制）；Dharana（专注）；Dhyana（禅定）；Samadhi（三摩地）。

阿斯汤加瑜伽（Ashtanga Yoga）是在被尊称为现代哈达瑜伽之父的克里希那马查里亚于 20 世纪初创编的串联（Vinyasa）瑜伽的基础上，由帕塔比·乔伊斯传承并整理出来的固定序列，分为初级、中级、高级 3 种级别。

这种瑜伽的方法通过串联及喉呼吸（Ujjayi），将不同类型的动作按顺序固定下来，成为练习套路，并依照难度指数分为 6 个等级。目前大部分人练的都是第一级与第二级，能到三级以上的人就很少了。

值得注意的是，阿斯汤加练习是以唱颂开始，和另一段唱颂结束。了解的人知道唱颂是阿斯汤加最重要的部分，虔诚（虔诚的本质就是放下傲慢）的态度比完成高级的体式更重要，老师一直以这样的方式告诫后来的练习者，体式不是终点，这也是克里希那马查里亚将唱颂及吠陀吟唱引入瑜伽练习的真正目的，他一直在传递这样的信息：体式练习是为三摩地做铺垫的，不要忘了帕坦伽利及古之先辈那些已经达到精神至高点的师父。了解唱颂的本质比唱颂更重要，下面是两段阿斯汤加的唱颂及中文解释。

音频 1-2

Om

Vande Gurunam Charanaravinde

Sandarshita Svatma Sukava Bodhe

Nih Sreyase Jangalikayamane

Samsara Halahala Mohashantyai

Abahu Purushakaram

Shankhacakrsi Dharinam

Sahasra Sirasam Svetam

Pranamami Patanjalim

Om

阿斯汤加开场唱诵

中文翻译大致意思是：Om... 我虔诚地俯身跪拜在圣哲的足下，他传授知识，让我超越自我，觉悟幸福，他如丛林的医者，平静清除毒素和妄想，帕坦伽利是神的化身，他的头顶拥有成千上万个放射状的白色灵蛇头，手拿鉴别之剑、象征无限时光的轮子和能够发出神圣声音的海螺，我俯身向他致敬。Om...

音频 1-3

Om
Svasthi Praja Bhyaha Pari Pala Yantam
Nya Yena Margena Mahim Mahishaha
Go Brahmanebhyaha Shubamastu Nityam
Lokah Samastah Sukhino Bhavantu
Om Shanti Shanti Shantihi

阿斯汤加结尾
唱诵

中文翻译大致意思是：愿世界繁华昌盛，愿世界的管理者清明，愿所有神圣的事物得到保护，也愿世界上的人们快乐幸福，Om... 和平，和平，和平。

2 艾扬格瑜伽（Iyengar Yoga）

艾扬格瑜伽是由印度瑜伽大师艾扬格（B. K. S Iyengar）创立和教授的哈达瑜伽课程，并且以他的名字来命名的，它注重人体的正确摆放，生理结构，骨骼肌肉的功能等，强调体位动作的精准，有矫正和恢复身体的效果，在练习过程中常常需要借助工具完成相应的体位练习，更适合初级、身体僵硬以及身体功能欠缺的人练习。

3 维尼瑜伽（Vini Yoga）

维尼瑜伽是克里希那马查里亚晚年创立，由其儿子德西卡查尔继承的瑜伽私人订制的修习方法。Vini Yoga 由"yoga"加前缀"vi"和"ni"，含有适用的意思，在体式上会视个人的情况和需要及兴趣来安排。所有的练习方法和进度都根据个人的实际情况安排，也就是瑜伽私人订制。私人订制比起固定编排就更有针对性，也更科学合理，但对瑜伽老师的要求就会更高。瑜伽老师不仅要通晓瑜伽体式及编排原则，还要全面了解瑜伽的各个层面，只有这样才能根据不同的人给出最必要和最有用的方式。

4 热力瑜伽（Hot Yoga）

热力瑜伽是由比克拉姆（Bikram Choudhury）与他的妻子在哈达瑜伽体式的基础上在美国创编的一组动作并注册，一经推出便轰动了整个瑜伽界。

热力瑜伽或高温瑜伽，就是在 38~40℃的高温环境中做瑜伽。它由 26 个固定的瑜伽动作组成。在热力瑜伽的高温环境里，普通人即使不做任何练习也会出汗。

尽管这种练习方式被一些古典瑜伽师认为不符合传统观念和规范，但热力瑜伽无疑拥有忠诚的追随者。

5 流瑜伽（Vinyasa & Flow Yoga）

"Vinyasa"是串联体式的意思，"flow"也被称为"流动"，因为其体式的流畅配合，流瑜伽是最流行的当代哈达瑜伽风格之一。其用来串联的动作可以是固定的，比如整套动作都用"上犬、下犬、俯撑、穿越"来衔接；也可以用前一个动作作为下一个动作的衔接；也可以穿插起来用。因此流瑜伽的编排风格就非常灵活，在集体瑜伽课程中用串联来编排成套练习可以提高集体教学的效率。当然，编排的科学性和合理性决定了练习的效果和个人感受。

呼吸在任何一种形式的哈达练习中都很重要，串联时呼吸的把握就比较难。体位练习中呼吸是有规律的，而在流瑜伽中由于一个体式变化到另一个体式的过程是连贯的，这对呼吸的节奏以及动作的设计是一个考验。传统的拜日式顺序就是一种串联动作的编排。但一节流瑜伽课程的编排远比拜日式要复杂得多，初学者不建议从这种练习开始。

6 哈达瑜伽的其他创新练习

随着哈达瑜伽在世界各地不断升温，不同国家、不同地域、不同人群和不同瑜伽老师创编的多姿多彩的练习方法如雨后春笋般层出不穷，现列举如下：阿奴萨拉瑜伽 Anusara Yoga（创始人约翰·弗兰德）；吉瓦木克堤瑜伽 Jivamukti Yoga（神仙眷侣 Sharon Gannon 和 David Life 1986 年创立于纽约）；克瑞帕鲁瑜伽 Kripalu Yoga（动态冥想）；白莲瑜伽 White Lotus Yoga（美国 Tracry Rich 和 Ganga Whiye 夫妇创立）；福勒斯特瑜伽 Forrest Yoga（Ana Forrest 创立）；修复瑜伽 Restorative Yoga（又叫懒人瑜伽）；Sivananda Yoga 斯文南达瑜伽；Yin Yoga 阴瑜伽（美国人 Paul Grilley. 创立）；椅子瑜伽 Chair Yoga；双人瑜伽 Acroyoga；空中瑜伽 Aerial Yoga；桨板瑜伽 Stand-Up Paddle Yoga；力量瑜伽 Power Yoga；孕产瑜伽；亲子瑜伽；美容瑜伽；纤体瑜伽；香薰瑜伽；音乐瑜伽；密宗瑜伽；水中瑜伽；等等。凡此种种，不胜枚举。

三 回归瑜伽本质

1 不被名目繁多的名称困扰

从现代瑜伽发展的趋势来看，还会有更多的名称和种类出现，有些也会快速消失，但有一点可以肯定，瑜伽已经被新时代所接受，并将会以百花齐放的活力绽放。今后还会有更多的名称和方法出现，这些名目繁多的名称会给初学者带来困惑。这本书也是写给众多有困惑的瑜伽爱好者的。

事实上，帕坦伽利在他的《瑜伽经》里，将当时的众多瑜伽门派做了科学的归纳，清晰地阐述了瑜伽的八个步骤，揭开了瑜伽神秘的面纱，以一种科学的态度描述了瑜伽的路径。纵观历史，这些流派并不是对立的，实际上它们之间是互补的。比如通过智慧瑜伽的学习，让我们获得关于"自我"的知识，在实践经验中辨别非我与真我，达到个体意识与宇宙意识的融合；也可以通过哈达瑜伽从身体练习入手，去除障碍，净化身心，为最终达到瑜伽之境作准备；还可以通过行动瑜伽和奉爱瑜伽，在"不执着"的行动中，通过系统化的奉献之路，以实现与绝对的结合；当然也可以通过真言瑜伽和胜王瑜伽，用 Om 这个宇宙的元音和通过各种冥想的方法，最终实现三摩地。

2 不要盲目跟随

如今瑜伽的发展趋向于综合性，因为这些方法在不同阶段不同层面的练习时都会有用，一个真正的瑜伽老师要融会贯通地使用这些方法，但这可能需要几十年的实践和苦修，甚至穷其一生。有一些人在某一层面上取得了成就，于是就成为某一层面的老师，这样"一楼"的老师并不理解"二楼"的老师，"二楼"的老师不理解"三楼"的老师，很容易出现互不认可的情况。

就像骑自行车的人认为自己比坐公交车的人高明，开私家车的人认为自己比坐地铁的人高明……结果大家在争论中忘了要去的目的地。如果我们知道自己要去的目的地是"西湖的湖心亭"，那么是骑自行车、坐公交车、开私家车、坐地铁还是坐船……这要取决于你所在的位置。

瑜伽的千百种方法就像交通工具，瑜伽的终极目标就好像是"西湖的湖心亭"，在途中我们可能要用不止一种交通工具，但无论这个工具给你曾经带来多好的体验，你都要学会放下它。比如你开着私家车一路走来，但当你在去西湖的路上遇到崎岖的山间小路时，你有两个选择，一是放弃你的车子，二是开车回去。许多人会选择开车回去或者以为可以绕过去，这样的人就不会体验到山间小路上的空气和景色。所有的工具都只能用一时。到达西湖以后要上湖心亭，必须把所有的工具都放弃，只有坐船才能渡过湖面，最后要上岸时船也要放弃，我们才能走到终点"湖心亭"。修习瑜伽不能太执着于方法和技巧，学习瑜伽首先要知道方向，只要方向不迷失，再借助一些适合的方法，最终是可以到达的。

现在总结一下，无论是说瑜伽的"分类"还是瑜伽的"流派"，这都是学术上的字眼。实际上我们把上述分类和流派集中起来放在一起看，"胜王瑜伽""智慧瑜伽""行动瑜伽""奉爱瑜伽""真言瑜伽""哈达瑜伽"及现代衍生出来的众多"某某瑜伽", 其中关键词是"瑜伽", "瑜伽"是它们的共同结晶, "瑜伽"外显出来的形式千姿百态, 但"瑜伽"不会有不同, 它是"一", 它不会有很多种不同的"瑜伽"。图 1-3-1 是由"瑜伽"两个字构成的曼陀罗。

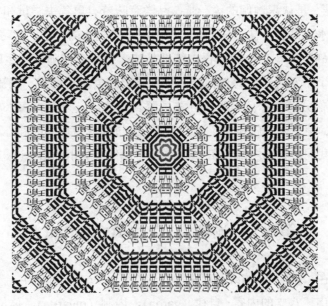

图 1-3-1

3 瑜伽就像大海里的盐

瑜伽就像大海里的盐, 无形无相无处不在。大海时而波涛汹涌, 时而平静安详, 时而咆哮雄浑, 时而涟漪微荡……没有一刻的表现是相同的, 但无论海水的外形如何变化, 无论你走到海的哪一个方位、哪一个角落, 它都是咸的。

瑜伽在生命里、在自然中, 正如盐溶入大海, 无论你以什么方式, 在什么年龄段, 生活在什么地方, 瑜伽一直都在, 只是你不知道, 你无法识别, 你听说海里有盐, 你就来到海边, 你被海的辽阔所吸引, 你被海的波澜所折服, 你想成为海的样子, 可是你忘了你是来找盐的。

现代瑜伽是以"体位"练习进入世界的, 许多人被瑜伽千变万化的身体练习和组合所吸引, 做着各种动作。熟悉了一套编排后, 又要追求另一种编排; 突破了一个难度动作后, 又开始追逐下一个难度动作, 沉醉于自我欣赏之中, 却忘了练习的目标。

盐在海水中, 每一滴海水都有盐, 但你只想成为海的样子, 于是你开始模仿海水的咆哮, 模仿海水的宁静, 模仿海水的雄伟, 模仿海水的微波荡漾……可就是没有去尝一下海水的味道。如果你尝一下海水的味道, 你就知道原来它与你的泪水的味道是一样，你其实就是海。瑜伽就像海里的咸味，你不能用某一种造型、某一个方法、某一派学说……模仿而达成，你或许可以像一个神一样地坐着，但你并没有神的品质，你或许可以像水一样的婀娜多姿，但没有盐你就不是海水。

学会"品尝"是认识瑜伽的第一步，品尝意味着有勇气去尝试和实践。如果你无法判断那个水里是否有盐，你就无法识别海水和湖水的差别。学习瑜伽不要"模仿"而是要"品味"。在生命的旅程中细细品味，把那个伴随你一生的不变的味道辨别出来，一个不变的永恒的"味道"。如果你已经尝出了海水，光知道盐在水里，如果无法将它们分离，你还是没有办法了解真正的盐。只有将海水放在太阳下面晒，水蒸发了，留下来的就是盐。这个晒太阳的过程就像瑜伽的静心冥想。

接下来，我们跟着帕坦伽利在《瑜伽经》中总结的 Ashtanga（八支），进入"品味"之旅。

第四节　瑜伽"八支"（Ashtanga）

帕坦伽利在《瑜伽经》的练习篇中提到的"八支"（Ashtanga）一直都是瑜伽练习者的练习指南，八支的内容：自律（yama）、内制（niyama）、体位法（asana）、调息（pranayama）、制感（pratyahara）、专注（dharana）、冥想（dhyana）、三摩地（samadhi）。

"八支"是一个整体，不能把它们分割开来，正如我们的四肢、内脏和头脑构成一个整体，"八支"的内容构成了瑜伽的有机整体，我们从任何"一支"都可以触摸到瑜伽，但任何"一支"都不能代表瑜伽整体。正如完整的身体也是从一个受精卵开始，各器官的形成过程是有

《瑜伽八支与道德》

先后次序的，所以，帕坦伽利对"八支"的排序也可以理解为练习瑜伽是有步骤的。

一　自律（Yama）

自律（yama）给出了一个言行举止的方向，每一个瑜伽练习者在出发之前要先找到方向，否则会浪费很多时间和精力，"自我"是偏离本性的根源。Yama（自律）就是不断地观察和分辨"观者"和"被观者"，"观者"是"真我"，那个"被观者"是"自我"（"自我"就是你自以为的"我"，并非真正的"我"）。带着警觉进入日常生活之中，渐渐有意识地给自己一个提醒和辨别，开始从众多的"自我"中分离出来，这样才会朝着瑜伽的方向靠近。

"人之初，性本善"，回归本性回到"善"的源头，就是八支的第一步。那么是

什么让我们远离本性了呢？"性相近，习相远"，因为后天的环境、教育的不同，很容易让人背离本性，让"自我"无限放大。

帕坦伽利说有五个行为会让人远离"善"的本性，要时刻保持对它们的警觉。这就是瑜伽练习者必须遵循的五个誓言：非暴力的、诚实的、不偷盗、不乱性（性的节制）和不占有。这是所有瑜伽练习者行为的基础和准则，这五个誓言必须充分加以了解，并以此修正自己的行为举止。

1 第一个誓言是非暴力

"当瑜伽行者确立在非暴力之中，那么他周边的人就会受到他的影响而放弃敌意。"（《瑜伽经》2.36）

这是一个重要的开始，但是一些练习者却绕过它开始练习瑜伽。这是危险的，没有根基的。非暴力也就是无害的，要成为无害的人，就要知道什么是无害？无害就是没有伤害。

那么什么是"伤害"？伤害是指试图用言语或行为去损害他人的身心，阻碍和剥夺别人的成长，伤害也会发生在自己对自己的言行之中。非暴力也可以解释为"爱"的代名词，一种很深的悲悯之心，"爱"到不忍心伤害任何人（包括自己）。

但是在现实中，很多事情的发生是无法控制的，我们有时会无意间或间接地伤害了其他人，但如果你的内心没有一丝"故意"或"试图"的念头，即使这样的伤害不可避免地发生了，也并不影响你内在的非暴力品质。

瑜伽练习者应该首先成为非暴力的，否则当他们拥有超乎常人的力量时，伤害会更大，当然也会在瑜伽之路上障碍重重。瑜伽的练习者要先进入"爱"，爱本质上是"悲悯之心""慈善之心"，是人之本性。这样瑜伽的练习者才能成为有益的、无害的。这是自律的第一步。

学习成为非暴力的就是重新回到爱之中，让自己成为爱，爱是本性，但很多人已经忘记怎么去爱了。非暴力可以点燃爱，如果爱被点燃，你走到哪里都带着爱，你就是爱本身。你的每一个行为都变成了分享。因为你创造了一个无害的氛围，"那么他周边的人就会受到他的影响而放弃敌意"。（《瑜伽经》2.35）这是对他人的善意，更是给你的周围创造了一个和谐的氛围，只有这样你才会有更多的精力放在自我修习上。

每次上课讲到"非暴力"时，总会有学生问："当我们看到有人用暴力伤害他人时，我们是管还是不管？"当然要管。这是在《薄伽梵歌》中王子阿周那遇到的困惑，作为武士的阿周那来到阵前却不忍心拿起手中的弓箭。他的老师克里希那说："你也不该有任何犹豫踌躇，因为对于一名武士来说，没有什么比正义的战争更加吉祥。"（《薄伽梵歌》2.31）；"阿周那啊，唯有幸运的武士才能得到反对邪恶的正义之战的机会，这就好像是开启了一扇通向天堂的大门。"（《薄伽梵歌》2.32）

为"制止暴力为目的"的行为，就是非暴力。汉字"武"是止戈的意思，习武之人应该是非暴力的，具有很深的慈悲心的人。中国传统文化的骨髓里就深藏着非暴力的本性，无论是抗日战争、抗美援朝，还是南海冲突……面对所有的霸权和邪恶的暴力行为，我们的态度是"止戈"，是"和平"，是"非暴力"。

"如果你不参加这场正义战胜邪恶的战斗，那你就放弃了你作为武士的职责，失去了你的名声，并会（因为你的失职而）招致罪恶。"（《薄伽梵歌》2.33）

"同等看待欢乐和痛苦、得到和失去、胜利和失败，投入战斗。以此方式履行职责，你就不会招致任何罪恶。"（《薄伽梵歌》2.38）

带着深深的爱，对待你身边的人，但并不索求对方的爱。让你心中的爱燃起，把温暖给出去，并不需要知道对方是谁，就像太阳的光芒，它只管把能量无分别地释放出去，平等对待每一个生命。这就是非暴力的品质，瑜伽的练习者要先让自己成为非暴力的。

2 第二个誓言是诚实

"当瑜伽行者确立在真实之中，他不要行动就可以达到行动的结果。"（《瑜伽经》2.36）

诚实就是真确、如实、不虚假、不戴面具，如实地面对自己的本性。诚实是面对自己的，它是对自己的要求，不是对别人的要求。不断改变自己，使自己成为诚实的人。正如老子在《道德经》中所说："信者我亦信之，不信者吾亦信之，德信。"不管别人是诚信的还是虚假的，我都报以诚信。

要成为诚实的人，首先，要学会聆听自己内心的声音，要经常关注自己内心深处真正想要做什么。不要盲目听从别人对你说：你该做什么，你该怎么做。否则，你会浪费掉整个一生。

近几年遇到的学生，有些在课堂上很被动，互动很少，也不提问。我私下曾与一些学生交流，他们说从小到大已经习惯被安排，听老师的，听家长的，听周围大人们的。有时自己有一些想法也很快被强大的外围压下去了，大部分学生的专业都不是自己喜欢的，而是根据分数线来选择成功率比较高的专业。不是因为喜欢什么专业，而是我的分数能够得上什么专业，只要能上大学成为大学生就是一个好的交代了。

我会跟每一个学生说：如果这是无奈的过去，但现在，你可以重新审视自己的内心，让那个属于你的"声音"发出来。不管什么时候，你能找到自己"想做的""能做的"并为之"做一辈子的事业"，你就是世界上最幸福的人。

其次，对自己真实，不要戴假面具。要做到这一点很难，这需要很大的勇气。不戴假面具就是：如果你生气了，你就表达你的生气，而不是在生气的时候假装微笑。可是许多人在他明明生气的时候却假装微笑，于是内在的分裂就开始了，在一张笑脸背后却是生气，这种矛盾会带给人心理疾病。

如果你经常在生气的时候微笑，那么在你真的想笑的时候你就不知道该怎么办，许多人会因此失去了真正的笑。这是可怕的虚伪。想笑就笑，想哭就哭，这是大自然赋予的天真，只有这样才会有协调、美妙的韵律，生命的能量才会从你的内在散发出来，这种能量会让周围的人感觉到。

诚实会带来一个不同品质的生命质量。

如果我们勇敢地接受并践行，真实地面对自己，渐渐地你身上就会洋溢着满足、优雅和一种特有的无法形容的美感，这种美会让人感动，它不是服饰或外形上的美。

最后，要诚实，就要随时保持在当下。因为过去和未来都不是活生生的，它们是不真实的根源，过去属于历史，属于凝固的时间，是死的，如果你一直活在过去的回忆里，就无法与真实的当下相处，你会错过真实；而未来是还没发生的事，如果你活在对未来的担忧和妄想中，那就毁掉了现在。真实面对当下，就是处于此时此刻，就是如实。没有过去，没有未来——这个片刻就是一切，这个当下就是永恒。

一个人达到完全真实时，他说的和他做的就会成为真实的，基于当下的真实结果就一定是真实的。他已经与真实融为一体，他已经掌握真理，他就是真理。

"他不要行动就可以达到行动的结果"（《瑜伽经》2.36），这句话的意思是说，如果你可以做到百分之百的真实，他就不需要再去做许多的"苦行"来追求"真理"，因为他已经是"真人"，与自然一样的真实，他已经是天人合一的人，他已经达到最后的结果。

这句话的另一层意思是，瑜伽行者要确立在完全的真实中是很难的，他要经历很长时间很多的行动与波折，才会得以实现。一旦你做到了，你就不需要再为追求真理而行动了，你已经达到行动的结果。

3 第三个誓言是不偷盗

"当瑜伽行者确立在不偷盗之中，内在的财富就会呈现出来。"（《瑜伽经》2.37）

不论是东西或是其他任何层面的，不要去拿不是你的东西，包括知识、学术成果、思想、哲学……

要自己去创造出属于自己的东西，属于自己的思想和经验，不要拿别人的观点、学说当作自己的，瑜伽是个人内在经验之路，不能用语言文字或学说来替代，包括《瑜伽经》中的文字在个人经验上的表达也很有限。

如果把《瑜伽经》中的经文背诵下来而没有一点个人的实践经验，并以此来教导他人，就是一种偷窃行为；但如果，通过学习《瑜伽经》实践亲证内化了经文，用自己的语言或再引用经文来表达，那就是活生生的原创表达。

不要轻易地相信一个学说，更不要传播一个没有经过内化的别人的学说，瑜伽的学习借用孔子的话叫"学而时习之"，"习"就是亲证、经验和内化的过程。

当你拿了不是你的东西时，你就成了小偷。一个小偷会提心吊胆地过日子，他的内心一直有很强烈的不安定感。这种不安定感会扰乱内在的本性，当本性被打扰时，身体的整个机制就会混乱，这种混乱会造成一个病态的内心世界，你的本性因此被遮蔽起来，你无法碰触到内在的本性，你将迷失在内心的混乱之中。

不偷盗的意思是：不要在任何方面成为一个小偷，不要用偷来的东西、思想、哲学、观点来填满你自己，否则我们就会失去活生生的创造力，偷来的东西看起来丰富多彩，却少了新鲜的气息。

在生活中，"朋友圈"里到处可以看到被传来传去的东西，甚至都不知道一个思想、一个观念、一段心灵鸡汤……它的出处在哪里？它的原创是谁？它要表达的是什么？一些人用别人的观点聊天，用别人的思想教育，用别人的经营理念来经营，用别人的设计来设计，用别人的经验来传授知识……这样的结果是什么？聊天显得很乏味，教育显得很苍白，经营变得很困难，设计变得很雷同，上课变得很麻木……所有这些东西都来自外面，它不属于你，慢慢地我们就被淹没于其中，变得麻木不仁，变得惴惴不安。

对于个人的成长而言，不是自己原创的就不会有真正的成长，每一个个体所能拥有的只能源自于自身，没有一个经典或老师可以替你走完人生，经典就像地图，老师就像向导。它给了我们去"西湖"的路线和方向，但如果你不走你永远也到不了"西湖"，同样也见识不到沿途的风景。

所以《瑜伽经》说不要成为小偷，这样你才有可能践行；你才可以经验；你才可以不断累积属于你的"财富"，这个"财富"就是你的"创造力"；最终你才能不负自然赋予我们每一个人本该拥有的富足和圆满。

4 第四个誓言是性的节制（也叫无欲或不纵欲）

"当瑜伽行者确立在性的节制之中，就会得到活力。"（《瑜伽经》2.38）

性的节制并不是反对性，瑜伽让人们超越性，实现性能量的转变。性行为、性幻想都需要动用生命能量，这些能量如果被无限的欲望所耗散，那么就没有足够多的能量流向其他层面。

超越不是回避，相反，你要真正深入地了解它。当性不再神秘，当性不再是幻想，当性的本质被彻底地了解后，超越才会变得可能。事实上瑜伽的整个练习过程，就是能量不断地提升和转变的过程，能量由海底轮经过腹轮、脐轮、心轮、喉轮、眉心轮向顶轮移动的过程。

如果能量一直在底部活跃，并不断被消耗掉，上面的其他层面就会由于能量匮乏而无法活跃起来，成长也就缺乏动力。超越的意思有点像满溢出来，让那个能量池从腹部满上来直到头顶，我们才真正实现生命赋予我们的神圣体验。

性本属于自然，所以我们不需要反对性。如果反对性就无法了解性，当然也不能超越性。如果你带着自然的善意去观察性，就能发现它是你的能量，这股能量中隐藏着巨大的可能性，它可以助你改变、助你成长，直到蜕变。但是如果纵欲，这股能量就会不断被耗散释放，而换来的是短暂的愉悦感。

如果带着觉察，我们会发现那个性带来的快感，是我们动用了深藏在体内的原始能量（原精），如此巨大的深层能量的释放换来的愉悦感，愉悦过后很快会被乏力和空虚所替代。当原精不满的时候，人会消沉、空虚、不满、忧虑、不安、无精打采……欲求寻找填补空缺的精池，于是那个短暂的"快感"会成为追逐的目标，当一个人的能量池不满的时候，就会去寻找"性"和食物，但是这样反而会消耗更多的能量。

那个能量如果不漏，就会越积越多，从底部开始满上来。首先，它会到达丹田，从第一个能量中心到达第二个能量中心，这时你的恐惧感消失，有一股强大的力量充实着，你甚至觉得自己是"不死之身"，无所畏惧，勇气倍增。

如果能量不漏，能量会继续满上来，当到达第三个能量中心时，你会变得非常平静，这时你的呼吸自动会转成腹式呼吸，第三个能量中心被充满时，你外显出来的是平静、镇定、优雅和泰然自若。

当能量继续向上到达第四个能量中心时，真正的爱会产生，如果能量不能达到心轮，爱只是一个语言的表达，只有能量到达这里爱才有可能，这时你会爱每一样东西，爱所有的存在，你化成了爱。

能量继续向上达到第五个能量中心，语言交流的中心，这是发声和静默的中心，当能量没有到达这里之前，喉轮只是用来说话，它还不知道如何进入宁静，当能量达到时，你发现自己变得很宁静，有一种生命之光在里面说话，你的语言里也充满宁静，无论说话或不说话都含着宁静的气氛。

如果能量不漏，它会继续满上来到达第六个能量中心，瑜伽把这里叫第三只眼，能量到达这里时，你闭上眼睛里面也是亮的，到处都充满光，没有一个角落会有黑暗的影子，这是觉知和意识之光。这时你走在路上有时就像飞起来的感觉，"了解"这个词不再是一个词，你真的感觉到"了解"是什么了。

如果能量不漏，它会继续到达第七个能量中心，在这里你已经是一个神圣的生命。

如果把能量都用在"性"和食物上，生命的其他维度就不可能达到。我们可能会错过比"性"和食物更加精彩的生命体验。

"当瑜伽行者确立在性的节制之中，就会得到活力。"性的能量就是生命中最活跃的能量，这个能量如果可以得到节制，你会得到更多的活力，这种活力会把你带向生命的更高的层面，得到这样的活力，才可能不浪费自然赋予我们的生命，它是"活满"的动力来源。

5 第五个誓言是不贪图（也就是不占有）

"当瑜伽行者确立在不占有当中，存在的'如何'和'为何'就被了解了。"（《瑜伽经》2.39）

对于"占有"存在着一个误区，一些人像疯了一样想占有那些本来就属于大家的共同财富，土地、森林、海洋、花草、动物和人，其实这个世界的每一样东西包括你，本来就是一个整体，这个整体在遵循着一个规则和谐地运作。

有些人用了一辈子的时间希望把这个世界变成"我的"，到头来最多能做到的只是在那些东西上贴上"我的"标签，但这些东西并不属于他，因为连他自己都是整个世界的一部分，一切都属于整体，一切都要遵循那个整体的规则。你可以使用它们但不要说它们是"我的"。

一个占有欲很强的人，是没有安全感的人，他一定觉得自己从来没有拥有过。如果你爱一个人并强烈地想占有他，这就说明你在怀疑这个爱。当你想方设法地去圈住对方时，爱已经不在了。爱不是占有，爱是给予。真正拥有爱，就不需要占有，而当你想占有时，爱就消失了。

在你说"我的"的时候要保持警惕，如"我的孩子""我的小狗小猫""我的花草树木""我的土地""我的天空"……在说"我的"的时候去掉那个占有欲，把爱和分享带入"我的"概念之中。我爱孩子，我爱小狗小猫，我爱花草树木，我爱……

在日常生活当中，每当你想占有的时候，你的内心就会有深深的不安，这是不健康的表现，你的存在就会陷入一个贪婪的、吝啬的、奴隶般的状态。不要轻易接受别人的馈赠，接受馈赠的人会陷入乞丐式的思维模式，很容易堕落，也很容易失去独立思考的能力。你的存在只为成长而来，过去、现在和未来是你要经历的道路，所有你遇见的人、事和物都不属于你。

不占有的意义在于感谢和分享，分享会带来真正的成长。无论在哪里，只要不占有地生活，生命的存在将会是一个美丽的能量流。如果你了解存在的意义，如果你知道你是真正的主人，你不占有就已经拥有了世界。没有人可以占有世界，你的存在是整体的一部分，世界的存在为你的成长提供了可能性。

瑜伽八支的第一步自律，由以上五个誓言组成，要实现这五个誓言，进入社会、深入生活，是一个重要的验证途径。一个人与世隔绝就很难在实践中求证。这五个誓言可以帮助你解决和别人之间的问题，如果你和别人之间的问题没有解决，那么这个问题会一直持续地干扰你。如果你和别人之间还存在无休止的争吵，你会被紧张和烦恼包围，你就无法宁静自在；如果你开始遵循五大誓言，你与外界的冲突就会开始解除，你会创造出周围的和平氛围。

这五个誓言是瑜伽的开始，是自我净化的基础。它使你不偏离方向，不偏离本性，就像参天大树的根，没有根将不会有大树，要造高楼大厦，必须打下坚实的地基，任何一个练习瑜伽的人都应该从这一步开始。

二 内制（Niyama）

内制（Niyama）："纯净、满足、研究自己、学习经典和臣服于神是必须被遵守的法则。"（《瑜伽经》2.32）

如果说第一步自律是解决你和别人之间的问题的话，那么第二步内制就是解决你和你自己的问题；内制（Niyama）是你自己内部的规范，这跟别人没有关系，有第一步创造出来的与他人平和的关系，外部环境不再对你有干扰，你开始有机会平静地面对自己。你与他人的和平关系是通过深入社会才能真正实现的，在这个过程中，你与他人的接触就像有了一面镜子，不断地照见自己。只有发现自己的问题，才有可能修正。这个过程需要遵守五个法则。

1 第一个法则是纯净

纯净指的是身心能量的洁净，通过自律身心的能量已经得到净化。

"当纯净被达成，瑜伽行者会对身体不再执着，并倾向于不跟别人的身体接触。"（《瑜伽经》2.40）

能量纯净后，瑜伽行者对身体的依赖就消失了，他不需要依赖另外一个身体而存在。这时他对身体有了全新的认识，身体已经不再是主人，它是一个载体。瑜伽行者如果意识到他是身体的主人，他就不再受制于身体，他会超越对身体的依赖性。

在自然的情况下，身体从一开始就依赖于其他身体而存在，受精卵需要母亲的子宫，出生后需要母亲的乳汁和爱心的温暖，孩子在成人之前一直都需要母亲的爱，当孩子觉得是被接纳的、被需要的、被爱的，孩子就会健康成长，反之，小孩就无法健康，身体就一直受苦。成人以后，男人和女人终其一生都在追求对方的身体和爱的关怀，因为男女之间的两种能量会互相滋养对方，使对方健康和强壮。

当瑜伽行者意识到存在的本质，是可以不依赖身体独立的时候，对身体的依赖也就消失。这时他不再被身体束缚，他会"倾向于不与其他身体接触"，但并不是反对身体。他已经摆脱身体的束缚，他开始获得自由。那就是为什么一个执着于身体的人永远也没有办法自由，身体就像牢笼。

爱一个男人或女人，对方会滋养你，也同样会监禁你。你没有对方不能生活，你有了对方也不能生活，爱人之间的问题就是两人彼此无法分开，也无法一起生活。当分开的时候他们会互相思念对方，但是在一起的时候他们又会吵架。

身体需要在一起，而内在的灵魂需要单独，灵魂的成长需要单独，而你的身体需要连接，身体需要朋友、伙伴、单位、俱乐部……它离不开社会关系，在这样的关系当中身体会获得能量，它会感觉很好。

但是灵魂不同，在群体中灵魂会感觉饥渴。瑜伽行者"倾向于不与其他身体接触"，也就是给自己的灵魂成长腾出空间，但不是厌恶、拒绝和破坏身体。相反，瑜伽行者会带着感激之情小心翼翼地呵护和善待自己的身体，他不会执着于身体，他会在身体和灵魂之间创造出一个和谐的韵律。有时候他会进入关系之中，但他并不执着于关系，他可以随时从关系中出来，进入完全的单独之中。渐渐地瑜伽行者就可以从身体的束缚当中摆脱出来，从物质世界转向关注精神世界，从有限的转向关注无限的，想要跟别人身体接触的渴望会渐渐消失。

"从身体的纯净会产生出高兴、精力集中、对感官的控制和自我达成的良好状态。"（《瑜伽经》2.41）

身体是你存在于世的载体，如果身体是不纯净的，身体就会变得沉重、僵硬、无力或者是生病的。这不光会给瑜伽之路带来更多的困难和阻力，也会给生活带来更多麻烦。要在瑜伽路上走得轻快或展翅高飞，身体必须变得轻松，轻到感觉不到重量和阻碍，这样的感觉就是身体的纯净。如何才能做到身体的纯净？

首先是生活方式对身体的影响，身体纯净会让人感觉轻盈，而身体不纯净会让人感觉沉重，不同的生活方式会造成身体的不同感受，那么什么样的生活方式才可以让身体变得轻盈？什么样的生活方式会让人变得沉重？

其实我们都知道，遵循自然规律，也叫法于阴阳。通俗地说，就是该睡的时候睡，该起床的时候起床。只有这样身体才会轻盈，精力才会充沛。但是如果不按照自然法则，该睡的时候不睡觉，该起床的时候不起床，那么身体就会沉重并僵硬。我国古代先贤通过几千年的观察和实践，发现了人体的生物钟，一天 12 个时辰的能量流注规律。如果根据这 12 个时辰安排自己一天的作息时间，就会让生活变得轻松。不光如此，古人还发现了一年四季及 24 个节气的变化规律。身体是属于自然的，如果跟自然的节奏一起律动，就会变得轻松、健康，反之，就会费力而多病。

其次是饮食，在我们的饮食当中，有一些食物是惰性的，另一些食物是悦性的，惰性的食物比较沉重，而悦性的食物比较轻盈，变性食物会让情绪波动。不同地域、不同人种、不同血型和体质的人，对食物的消化能力是不同的。它还跟食物的搭配与调料、饮料以及工作性质、锻炼习惯等都有密切关系，不能简单地给出一个"万能"食谱，也不能照抄照搬印度或美国人的食谱，要尊重地域、人种、体质的差异来合理安排饮食。好在我们的祖先早就对饮食有很深的研究，提出"五谷为养、五菜为充、五畜为益、五果为助、气味合而服之"——《黄帝内经》记载的饮食模型。这是在中国这个环境下，最接近中国人特点的饮食结构，我们应该以此为依据再结合个人的情况合理安排。

事实上，我们吃得越多，身体就越沉重。如果你做过瑜伽断食，你会体验到前所未有的轻盈，身体很轻、很柔软。做动作时阻力小到可以忽略，身体轻到像消失了一样。更神奇的是，意识会特别清明，这就是纯净的感觉。每年开春的时候我会做断食，已经有十几年了。这几年身边也有越来越多的人跟着我一起做。断食其实是一个较复杂的事，这里不展开这个话题，需要了解和遵循古老的方法，不建议自己做。

身体的纯净还会让你精力充沛，当一个人处在高兴和精力充沛的状态下，会给你带来无限的满足，这远远超出感官带来的愉悦，对感官的依赖感渐渐消失。你有一种超越身体的感觉，身体变得很听话，它真正变成了工具，你变成了主人。当你变成主人，感官也就被超越了，它也像被装了开关一样成了听话的工具。你来到了"自我达成的良好状态"。那个观察者——那个本来的我或者叫真我（另一种叫法是阿特曼）就显露出来。

"锻炼和修行会摧毁不纯的东西，随之而来的，身体和感官会变完美，身体和心理的力量会被唤醒。"（《瑜伽经》2.43）

这段经文说的是，如何让自己变得纯净。"锻炼和修行会摧毁不纯的东西。""锻炼和修行"（有些地方把它翻译为"苦修"），在这里帕坦伽利说通过锻炼身体和自律是让身心纯净的良好途径与基础。"苦修"就是艰苦努力的身体练习（后面的章节中会介绍如何进行合理的身体练习）和严格的自律（遵守五大誓言）。

　　通过锻炼和修行可以摧毁不纯的东西。经络不通、关节僵硬、郁结等都会造成身体沉重的负担，通过合理的身体练习也可以排除这些障碍，使身体灵活、健康、轻盈通达。瑜伽的身体锻炼有着明显的特征，熟悉瑜伽身体练习的人都知道，瑜伽的体位练习的特点是：力量是含在伸展之中的，通过长期瑜伽体位锻炼的人，肌肉会变得极富弹性，身体表现出一种瑜伽特有的"柔软的力量"。"柔软的力量"给身体带来年轻和活力，使身体变得可以流动而没有堵塞。

　　阿育吠陀对"健康"是这样定义的：当你感觉不到身体的存在时，你就是健康的。身体如果有问题，你就会感觉到它。中医说不通则痛，哪里不通哪里痛，肚子痛时你会感觉到肚子强烈的存在感，腰疼时你会强烈的感觉到腰的存在……但是如果身体没有问题，你就感觉不到它。

　　实际上痛已经是经络完全不通和组织损坏发出的紧急信号，在这之前身体有很多细微的信号都很容易被大家忽略，比如：僵硬、无力、酸胀、麻木、疲劳、难受等。如果你用阿育吠陀的健康定义随时检查自己的话，我们会在身体发出最轻微信号时，就可以用物理的方式解决，比如当你发现自己某些部位开始僵硬的时候，你就可以做几个相应的动作解决它。这就是《黄帝内经》"治未病"的观念，也是为什么所有的医生都会强调说：要适当锻炼。

　　在中国传统的身体练习中有著名的"易筋经""八段锦""五禽戏"……哈达瑜伽的体位法就更加丰富，它几乎涵盖了所有的身体动作，我们可以根据自己身体的问题，选择相应的一些动作练习，就可以起到"治未病"的效果。关于瑜伽体位练习，在下面的章节中会详细推荐给大家。

　　身体纯净就是健康的表现，当身体健康时你就会有一种莫名的高兴。反之，你的心情就不会好，一个身体不好的人往往会带来悲伤、沮丧、痛苦、烦躁、抱怨、情绪失控等一系列负面情绪。身心是互为影响的，反过来情绪会对身体造成极大的破坏。这就是《黄帝内经》里说的"病由心生"。

　　"随之而来的，身体和感官会变完美"，前面我们描述过真人的状态是最完美的："呼吸精气，独立守神，肌肉若一。"但这里的"身体和感官会变完美"是说身体和感官被超越的状态，这有点像对圣人的描述："……适嗜欲于世俗之间，无恚嗔之心，行不欲离于世，举不欲观于俗，外不劳形于事，内无思想之患，以恬愉为务，以自得为功，形体不敝，精神不散……"，"肌肉若一"和"形体不敝"是指身体上的完美，"行不欲离于世，举不欲观于俗""呼吸精气"是感官上的完美。"身体和心理的力量会被唤醒。"这样才有力量达到"精神不散""独立守神"。

身体纯净后，身体就不再是障碍，感官对外界的欲望也被控制和超越，身体和心理就像从梦里被唤醒，它们不会在无意识中，被身心的欲望牵着鼻子走。那个被唤醒的力量说我才是主人，身体和感官应该由我驾驭，只要主人被唤醒，那个力量是可以驾驭的。

2 第二个法则是满足

"满足会带来至高无上的快乐。"（《瑜伽经》2.42）

所谓满足是一种深深的接受，达到了纯净，满足就会很容易。满足是无论在生活当中、工作当中、学习当中……遇到的一切情况，你都能接受，没有任何怨言；不光如此，你对你遇到的一切，还带着真诚的感恩之情。

如果你很纯净，头脑就不会期待好的与不好的结果，要求就会停止，这样满足就会变得可能。你的存在就会变得轻快，你会觉得一切都很美好，有一种莫名的喜乐充满着你的每一刻，你的内心会升起感激之情。

我已经拥有存在的全部，除了感谢别无他求！带着满足看世界，你会看到孩子的欢笑、老人的安详、爱人的甜美、树木在跳舞、鸟儿在歌唱、花朵在盛开……一切都很好，一切都很神圣。这就是"至高无上的快乐"，它是由满足带来的，中国有句老话叫："知足常乐"，意思差不多。

前面我们介绍《薄伽梵歌》时提道："无知者行动而执着，智者行动而不执着。""满足"是"不执着"，但不是不行动。

"你只有履行自己的职责的权利，但绝不能控制和要求任何结果。享受行动的结果不应成为你的动机，但你绝不应该不行动。"（《薄伽梵歌》2.47）

"业瑜伽士或无私的人今生就可以从恶习和美德中解脱出来。因此要为无私服务而奋斗，要尽其所能地行动，而不执着于行动的结果，这被称为业瑜伽。"（《薄伽梵歌》2.50）

"不执着"会让你变得很轻松，但如果你执着，你就会带着很重的负担，这就是"业"。大部分人一生都在累积沉重的负担，而瑜伽士不会，因为他们没有私我就不会积累"业"。

"业"是一个负担，是"大患"，老子说要"宠辱不惊"，"吾所以有大患者，为吾有身，及吾无身，吾有何患。"——《道德经》。"无身"就无患，"无身"就是"没有自我"，就是"无我"，"无我"就不会执着，"不执着"就是无分别的接受，对结果没有分别心，没有对过去结果的负担，也没有对未来结果的期望。以平等心来对待眼前的一切，这样没有什么事是不能接受的，你就处在完全"满足"之中了。

3 第三个法则是研究自己

"跟神性的结合是通过研究自己而发生的。"（《瑜伽经》2.44）

研究自己并不是分析自己，它是一种观照。通过观察认识自己。那么怎么观察自己呢？我们需要一面"镜子"，通过这面"镜子"来照见自己。那个"镜子"就是通过与人接触，遇到事情时及独处时。

第一，研究自己是在生活、学习、工作、社交活动中与他人的接触，看到自己的"假面具"。在各种关系中只要保持观照，我们就可以清楚地看到自己。比如，当你跟领导接触时，当你跟同事接触时，当你跟学生接触时，当你跟朋友接触时，当你跟保安接触时，当你跟保洁接触时，当你跟家人接触时，当你跟老人接触时，当你跟孩子接触时，当你跟异性接触时……你的态度、表情和内心是怎么变化的？如果你开始注意到你自己的紧张、嫉妒、焦虑、贪婪、藐视、傲慢、恐惧、冷漠、失望、占有欲……当你注意到了，你的蜕变就已经开始。这样的觉察和观照就是研究自己。

第二，研究自己的另一个层面是遇到不同事情时，对自己情绪波动的觉知。在你得意时注意观察你的情绪；当你失落时注意观察你的情绪；当你处在欲望之中时注意观察你的情绪；当你被误解时注意观察你的情绪；当你充满期望的时候注意观察你的情绪……

第三，研究自己的另一个层面，是在你独处时对自己的觉察：

当你一个人在教室时，注意观察与有人的时候有什么不同？当你一个人在办公室时，注意观察与有人的时候有什么不同？

当你一个人在家时，注意观察与有人在的时候有什么不同？

当你一个人在任何地方的时候，跟有人在时有什么改变？怎么变？变成什么样？

观察得越来越细微，越来越深入，我们甚至可以观察自己是怎么入睡的？

观察自己做梦的过程。观察自己如何醒来的？

全方位无死角的观照，凡是被观照到的现象、情绪及变化，都会因为观照而消失，假面具、各种情绪、各种自我都会消失。留下的就是只有"神性"的你。

"跟神性的结合是通过研究自己而发生的"，当所有的挡在你前面的"非我"消失了，留下的就是原始本真的你，留下来的就是你内在的空间，那个空间就是"神"，与神性的结合就发生了。"研究自己"这个方法一定要了解并付诸实践。

4 第四个法则是学习经典

学习经典分几个层面，首先是诵读经典，反复的诵读可以知道经典的字面意思；其次是研读，研读就是逐字逐句的研究理解，广泛查阅相关资料，请教有经验的老师帮助解读；最后就是付诸实践也就是"习"的意思，达到彻底了悟。

5 第五个法则是臣服于神圣

"借着臣服于神可以达到完全的醒悟。"（《瑜伽经》2.45）

臣服的意思就是"投降"，把自己交给神。通过研究自己，开始真正了解自己，发现原来一直执着与营造的"自我"并非本真，只有放下自己，神性才会出现。

讲到神时一定会有人问："神"长什么样？怎么证明"神"的存在？神的存在无法被证明，也无法证明神不存在。这里的重点并不是神，神只是一个借口，否则要向谁臣服呢？重点是"臣服"——放下自我。如果不相信神，你可以臣服于大地，臣服于天空，臣服于太阳，臣服于祖先，臣服于"无"……

臣服才是重点，只要你可以放下自我，你的存在已经是神圣的了，但是前提是先找到自我，这就是研究自己的真实目的，然后才能让自我消失，你的存在就如同融入大海的盐，你消失了，而大海的每一个角落、每一片浪花、每一滴水中都有你，你无处不在，你像神一样的存在。

"臣服"可以达到完全的醒悟。这就是"借着臣服于神可以达到完全的醒悟"的含义。对于"醒悟"这个词有必要解读一下，"醒"就是回到真实之中，不再活在梦里，很多人无论白天还是黑夜都活在梦里。梦是头脑中信息处理的结果，它不是在回忆就是在幻想，头脑的活动就是梦。

"醒"就是不再做梦，也就是处在当下。"悟"由"心和我"组成，就是隐藏在心中那个真正的我。臣服是把"非我"都交出去，那个被压得很深很深的真正的"我"才可以显露出来，"醒悟"就是回到这个当下，我不再是我认为的那个我。臣服就是把所有"我以为的我"都放下，也包括"我是神我""我是真我""我是觉醒的我"……

臣服就是没有"我"，一种无我的状态。"悟"就是不断地把"我"认出来交出去。"醒悟"就是清楚地找出隐藏在内心的自我。

三 体位（Asana）

"那个姿势应该是稳定的，同时是舒服的。"（《瑜伽经》2.46）

1 正确理解瑜伽体位

瑜伽姿势就是那个稳定而舒适的，稳定和舒适就是瑜伽姿势应有的品质。通过练习，身体变得纯净以后，自然就可以达成稳定舒适的，但是如果身体不纯净，无论什么样的姿势都不会变成舒适稳定的。

2 影响 Asana 舒适稳定的原因

影响 Asana 舒适稳定的原因，从身体层面来说，关节僵硬、经络不通及疾病，都会造成"Asana"的不稳定和不舒适。要去除身体的这些障碍，锻炼是有必要的。哈达瑜伽的练习，可以让身体变得洁净，肌肉变得有力而富有弹性。

以瑜伽的莲花坐姿为例，要达到稳定舒适，需要有足够的背部伸展肌群的力量；同时也要有全身尤其是下肢关节的灵活度和肌肉的柔韧度。实际上身体的稳定是肌肉有力的表现，而身体的舒适是肌肉柔韧的表现。肌肉的力量及伸展度，可以通过有规律的身体练习来达到。实际上身体练习是一个巨大的工程，合理有序的练习会提高练习的效率。

影响舒适而稳定的因素，还有头脑的问题，身体和头脑是互为影响的，舒适是通过放松来实现的，放松是一种优雅，身体放松头脑才会放松，否则优雅是不会出现的，神性也不可能出现。身体是最基础的部分，如果不训练身体，那么就不可能做更高的训练。身体就像一个乐器，要对它进行调校，当它变得和谐，当它的音频调到放松的、喜悦的、舒服的、稳定的时候，头脑也随之响起优雅的旋律。

"借着松掉你的努力和静心冥想那个无限，瑜伽的姿势就被精通了。"（《瑜伽经》2.47）

3 精通瑜伽体位

瑜伽的姿势要被真正精通，一定要搞清楚"努力"和"不努力"。

当你面对社会、物质、身体这些外部问题时，必须付出持续的努力才可以改变，比如，身体的僵硬、经络的堵塞、疾病是需要通过努力锻炼及其他众多方面的修正，才可以改变的。

当你面对自己的内在时，就应该通过"不努力"或者叫"松掉你的努力"来实现的，比如，你不能通过"努力"来让自己睡觉，只有通过"松掉努力"才可以睡着。也不能通过"努力"让自己爱或不爱，"放松"不是通过"努力"得到的，"放松"是通过"不努力"而来的，"不努力"就是不强迫、放开来、让它发生。

在那个姿势中，身体变成了一个没有障碍的通道（通过努力锻炼可以达到），头脑变得放松（通过不努力来达到），意识才可以保持清醒而专注，才能保持在那个"无限"之中。"无限"就是当下，当下是流动的无限的，它无所不包，这时的你就达到了神一样的存在状态。

所以，在那个姿势中身体的稳定和舒适是通过"努力"达成，而内在的"放松和优雅"是通过"松掉你的努力"达成的，通过专注于当下，"瑜伽的姿势就被精通了"。

"当瑜伽的姿势被精通了，由二分性所引起的打扰就停止了。"（《瑜伽经》2.48）

身体是外在的头脑，头脑是内在的身体，它们之间互为影响。让身体静下来比起让头脑静下来要容易一些，所以从身体入手不失为高明之法。头脑无时无刻不在高速运转，头脑的这种不安定会带来身体的动荡，头脑运作的特点是二分性的，它一直以"好的"和"不好的""成功的"和"失败的""高级"和"低级"……来运作。

身体通过一段时间有序的练习，就能够变得通畅舒适。身体的这种安定感会给头脑创造出稳定的环境，只要保持专注和有规律的呼吸，头脑的安静也很容易做到。在体式练习时，常常会体验到这样的时刻，我们完全沉浸在某一个动作当中，没有想法、没有比较，身体就像消失了，头脑也像消失了，体验到的只有能量在流动。当身体和头脑都处在稳定的状态时，只留下纯粹的意识，超越了身体和头脑，这时头脑的二分性消失了，瑜伽的姿势就被真正精通。身体、头脑（心）和纯粹的意识（灵魂）之间没有障碍地流动起来，这是瑜伽合一的状态。

有时这样的能量流动会充满整个练习场，这也是一个专业瑜伽练习场所特有的气氛，这种气氛会影响到每一个进来的人。常常有学生跟我聊起说，同样的动作自己在家里练习，跟在瑜伽房练习的感觉完全不同，为什么？我们走进一个娱乐场所或者商场，和走进专业瑜伽练习场所感受到的气氛是不同的，无论那个房间里有没有人，那个空间的气氛是不同的。那不是建筑的问题也不是装修的问题，是那个能量流的问题，是人的问题。借用唐诗"山不在高，有仙则名。水不在深，有龙则灵。斯是陋室，惟吾德馨。"（《陋室铭》）。庙造得再豪华，如果没有得道高僧，是不会有祥和氛围的。

四 呼吸控制（Pranayama）

"姿势完美之后的下一步是呼吸控制，它是通过吸气和呼气后的屏气（停顿），或是突然停止呼吸来达成。"（《瑜伽经》2.49）

"Pranayama"实际上是由"Prana"和"ayama"构成，"Prana"是生命的能量，"ayama"是"延展、扩张"的意思。控制和调整呼吸使其最大限度地扩张和延长，这是"Pranayama"的真实含义。

呼吸是连接身心的纽带，在这里有必要对身体、心智和呼吸的关系做进一步的观察和了解。每当心智发生改变，呼吸就会改变，反之改变呼吸，也同样可以改变心智。那么有一种情况会出现，当呼吸越来越慢时，身心的活动也会慢下来，如果呼吸停止，身心的活动也就停止了。每当需要高度专注和凝神时，呼吸都会自动停止。我们都有穿针引线的经历，当你要把线从那个很细的针孔穿过时，你的呼吸是停止的。

帕坦伽利说，进入呼吸法练习之前最好先精通体式，如果身体姿势不够稳定和舒适，进入更精细的呼吸控制就会障碍重重。所以他说："姿势完美之后的下一步是呼吸控制。"

1 呼吸控制（Pranayama）从哪里开始

呼吸控制（Pranayama）应该从观察自己的呼吸开始，无论是在练习的课堂里，还是在日常生活中，应该把在课堂上跟老师练习时培养起来的觉察力，融入到日常生活之中。

每当你愤怒时，注意观察自己的呼吸；当你悲伤时，注意观察自己的呼吸；当你恐惧时，注意观察自己的呼吸；当你喜悦时，注意观察自己的呼吸……你会发现，随着心情的变化，呼吸会以不同的韵律和节奏运作。熟悉了这个呼吸的运作规律，我们就可以通过改变呼吸的节奏来改变情绪。比如，当你觉察到愤怒的苗头时，改变呼吸模式，把呼吸节奏变深、变长、变慢，这时那个愤怒的能量就会被化解。在你做出任何重要决定之前，一定要观察一下自己的呼吸情况，或者改变一下自己的呼吸让它处在平和状态，再做决定。古人说春三月要"广步于庭，被发缓形，以使志生"（《黄帝内经》），这是说春天立志，是要在心平气和的情况下，让"志"生出来。这个"志"是与你的状态匹配的，是务实的，而不是头脑发热、情绪波动的时候做的决定。

呼吸控制要从了解呼吸开始。

2 呼吸带来的改变

身体和呼吸也同样存在高相关性。当身体是健康的时候，呼吸就像消失了一样，其实是你完全注意不到呼吸，它是那么稳定轻柔；但是你不健康时，呼吸会不停地引起你的注意，不时提醒你身体的某些系统不对了。

当我们试着训练和改变呼吸时，有一种现象会出现，那就是你的性格也会发生变化。我在一水玄瑜伽馆听到学生分享最多的就是："我的家人和朋友都说我改变最大的是脾气和性格，我只是在做身体练习，为什么？"我说你在练习时，瑜伽老师不停地提醒你要注意呼吸，让你的呼吸更深更长，你的呼吸在不知不觉中发生了改变。呼吸的节奏对应着某种情绪，一个固定的情绪模式就会造就一种个性。当呼吸模式改变了，情绪的模式也就被打破，性格当然也就变了，取而代之的是一种温和的、优雅的，带着慈悲的呼吸方式。

3 呼吸停顿是呼吸练习的关键

这里的呼吸停顿练习有三种：第一，吸气后的屏气（停顿）；第二，呼气后的屏气（停顿）；第三，突然停止，不管是在吸气还是在呼气，吸了一半还是呼了一半，突然停住然后放开，再突然停住放开。

呼吸的练习是走进内在的关键步骤。注意观察呼吸的过程：吸气，渐渐地完全吸满时，呼吸会停止；同样的当你呼气，空气被完全呼尽时，呼吸会再一次停止。注意观察这个停止，会让你对生命有更深的了解。也可以有意突然将呼吸停止，没有呼吸的时候，大脑会停止运作，思想、念头、欲望都会停止，你的自我会因此消失。

通过反复练习呼吸控制，你的呼吸会变得越来越深越来越长，肺活量会加大，每分钟的呼吸节奏就会慢下来，这可以延长寿命；其次，通过练习，呼吸会变得越来越精细，会让你的情绪波动减少，同时身体内部的能量流动变得通畅；更重要的是在呼吸停顿时，我们可以体验到头脑的安静，虽然那是短暂的，但是这个体验对我们来说很可贵。

"呼吸停顿的持续和频率受到时间和空间的限制，它可以变得越来越长，越来越精微。"（《瑜伽经》2.50）

在做呼吸控制的练习时，必须放松身体，而身体的放松需要找到完美的姿势——舒适、稳定的姿势。所以呼吸的练习一般要在体位训练之后，只有这样身体才不会是一个障碍，而是一个通道。当身体不再是障碍时，生命的能量将会自由地流动起来，呼吸的停顿练习方法很多，一定要因人、因地、因时进行，方法也要灵活变化。比如可以通过内外"悬息"分层次进行，也可以用屏息来训练（在后面的章节中会具体介绍呼吸练习的方法）。通过反复练习，停顿的时间会越来越长，呼吸也会变得越来越精细。

"第四种呼吸控制，相对于另外三个，它是内在的。"（《瑜伽经》2.51）

4 自然发生的呼吸停顿

第四种呼吸停顿是自然发生的，它与前面讲的三种呼吸练习不同，前面的三种练习是通过有意识的控制来使呼吸停止。第四种呼吸是一种在观呼吸（冥想）时自发停顿的状态。它是通过"观"发生的，当我们用呼吸作为观察对象，保持对呼吸的观察，不是控制呼吸，呼吸只是你的观察对象，这是冥想的方法，在冥想中我们可以观察到这个现象，呼吸自然而然的停止了。实际上身体里的呼吸和头脑里的思想是平行移动的，呼吸停止时思想也停止了。每次进入很深的冥想时，这种情况会持续很久，你可以很长时间不呼吸，它与控制不同的是，那是一种非常自然而舒服的没有呼吸的状态。

分享一段笔者个人的感受：有一天上完课，一个人安静地坐在学校花园的草坪上，阳光洒满周围，几只羊在有节奏地啃着青草；湖里的小鱼游出一道道波纹；树上的鸟儿哼哼唧唧发出和声；身边的小草被风带起一阵阵喧哗；远方的白云在幻化着不同的图案……这时我似乎融入其中，有一种不同寻常的感受，那就是我的呼吸已经融入天地之间的律动，跟随着一阵一阵的风，我的呼吸触及到了身边的小草树木、鸟儿、鱼虫，触及到白云和无边的天际。我感觉不到自己的呼吸，只有天地间的风在流动，我也感觉不到自己的身体，只有阳光、草木、湖水和生灵……

这是呼吸的延长和扩展，更准确地说是生命能量的无限延长与扩展。当生命的能量无限扩展到与自然融为一体，你不再是那个个体，你成为了"自然"这个整体的一部分。

"然后来到了揭开覆盖在内在之光的遮蔽物。"（《瑜伽经》2.52）

5 初见内在之光

"揭开覆盖"不等于已经达到内在之光。遮蔽物已经去除，但内在之光并没有在这里出现，还需要很多训练才可以让内在之光显现。我们一直以为，闭上眼睛的时候里面是一片黑暗，那个"我以为"就是遮蔽物，当呼吸停止时"我以为"（自我）就消失了，我们开始有机会与当下相处，与自然一体，通过 Pranayama 的练习，揭开了覆盖的遮蔽物。

我们开始有机会接触到内在之光，实际上当我们闭上眼睛的时候并不是一片黑暗。老子在《道德经》二十一段经文中有这样的表述："惟恍惟惚，惚兮恍兮，其中有象；恍兮惚兮，其中有物；窈兮冥兮，其中有精。其精甚真，其中有信。"我们已经揭开了那个覆盖，接下来就将开始内在之光的发现之旅。

"然后头脑会变得适合集中精神。"（《瑜伽经》2.53）

通过 Pranayama 的练习，呼吸与自然融为一体的能力被培养起来。体验到个体消失，融入整体。在整体的体验中，你开始了解整体中包含了一切，也包含那个"神我"。这时你的头脑就不容易散乱，它开始孕育出集中精神（专注）的能力。呼吸控制的练习扫清了头脑的障碍，让头脑具备了包含专注的能力，通常情况下头脑是不具备包含性的，它是狭窄的，无法长时间停留在一样事物上，如果一开始就训练一个人专注在一个东西上，那是非常困难的事，甚至 1 秒钟都很难做到。

华为的 P30 Pro 手机有一个功能，就是超感光徕卡相机有 50 倍变焦。当你用这个功能时，你会发现它很难稳定，抖得很厉害，几乎不能有一刻的静止，这就像让一个没有训练过的头脑"聚焦"在一个点上是多么的困难。而当你把变焦拉到广角时，就算你的手来回动，画面也非常稳定，你拍的对象虽然很小，但你的专注对象包含在其中。对于一个初学者来说，最好先从"广角"开始，再慢慢聚焦，直到可以稳定的专注。

经过一段时间的练习，这种集中精神的品质就稳定下来，方法就是先把所有的景色包括进来（具备融入整体的能力）培养出稳定的品质。"然后头脑就变得适合集中精神"。

五　制感（Pratyahara）

"制感，是借着抛弃被外在的客体所吸引，来达到恢复头脑控制感官的能力。"（《瑜伽经》2.54）

1　摆脱欲望的束缚

从感官和欲望的束缚中解脱出来。具体地说就是，将各种感官从对外界事物的欲望中撤回来。实际上感官一直都是向外的，眼、耳、鼻、舌、身一直都在追逐外界的东西，如果我们跟着感官走，就像一个忙碌的奴隶，一直忙忙碌碌地跟随感官，不断把能量用在满足感官无穷欲望上。比如：

明明很困，却一定要强打精神看手机上的各种没完没了的短片；

明明肚子不饿，可是看到美食就吃个不停；

明明自己的婚姻一团糟，聊起别人的八卦就没完没了；

明明自己的收入足以维持生计，却要陷入无限的不满之中；

明明自己有车，却要羡慕别人的车；

明明身边有伴侣，却要追逐另外的人……

疲于应付、奴性十足是被感官牵着走的状态。

"借着抛弃被外在的客体所吸引"，这样我们才真正开始向内旅行，否则是不可能的，客体一直会来打扰，必须抛弃它所带来的吸引，我们才可以成为主人。

但抛弃本身不是下个决心那么简单，我们需要深入了解那些客体，在经历中成长。从开始的被吸引，到了解其本质，再到不感兴趣，这时客体不需要被抛弃，它自动的就消失了，因为我们已经对它不再关心。

我们现在更关心的是"我想了解自己"，当我们开始关心内在的本性时，就"达到恢复头脑控制感官的能力"。这个过程需要很长的一段时间，中间还会反复。

"然后会变得可以驾驭所有的感官。"（《瑜伽经》2.55）

2　成为感官的主人

这时我们已经完全成为主人，我们开始拥有真正王者的风范，你开始不再被感官牵着鼻子走，感官变得很听话，它们成为你最忠实的工具。所有的能量都开始转向内在，你开始站在你自己的面前，你也慢慢知道那个真正的我是谁了。

六　专注（Dharana）

"专注是将头脑限制在被冥想的客体上。"（《瑜伽经》3.01）

1　清除了障碍专注并不难

前面五个步骤是把我们外围的障碍清除掉，从身体到头脑一步一步地进入内在。只要前面的每一步都能走得很踏实并践行印证，专注反而就很容易，但是如果前面的步骤都没有做到，或只是理论上知道并没有付诸实践，到这一步就会很难，或者说几乎不可能。

前面在呼吸控制的练习中，我们提到第四种呼吸的停顿，如果你进入过这样的境界，制感将不会是一个难题，因为在第四种呼吸停顿发生时，你会有一种前所未有的宁静的喜乐，这远远超出了感官带来的快乐，这会让你毫不费力地抛弃对外在客体的吸引，达到"制感"。这样头脑就会平静如水，纯净得像水晶，专注就会非常容易。

2　专注使头脑成为听话的工具

"专注是将头脑限制在被静心冥想的客体上"，对象是"客体"，那么主体就是那个观察者，这个观察者不是头脑，它是"看者"，它是头脑活动的观看者。这时头脑是一个听话的工具，那个"看者"将头脑限制在"被看者"（客体）上。刚开始头脑还是不太听话，它很不愿意停留在一个单一的客体上，它喜欢不停地转移目标，专注的练习就是一种定力的训练，随着练习的深入，定力就会被培养起来，如果你可以随时将精神集中起来，把头脑限制在一个客体上，专注就练成了。

3　专注重新开启"当下"的大门

前面描述过笔者坐在学校的草坪上，第四种呼吸发生时的情景，现在接着往下描述我的体验：

当呼吸消失在天地之间时，头脑变得非常安静，没有"思"没有"想"，这时所有的感官都变得很纯粹，纯粹地看、纯粹地听、纯粹地闻、纯粹地触碰……就像儿时第一次会走，第一次会跑，第一次看见密密麻麻的雨水从天上掉下来，第一次爬岩石……那么鲜活。这是前所未有的纯粹鲜活的体验。

这时我把目光聚焦在眼前的一片小树叶上，集中精神在这一片叶子上，周边虽然还有其他叶子，但是我的目光不再游走。不知过去几分钟，时间好像凝固了，就在此时专注发生了，周围的整个世界就像消失了一样，取而代之的是那一片小树叶，这片树叶填满了整个世界。继续看，树叶的四周有流动的光晕，叶子开始舞动，那个绿色（里面带一点黄色）的、流动的、带着光晕的，随着叶子的舞动从叶子中涌出，离我越来越近，最后与我的目光交融。

这是从未有过的，对一片树叶的体验，我看到一片真正活的叶子。其实，叶子一直那么鲜活，只是我从来没有那么专注地看它。通过专注练习，专注力就会渐渐培养起来，开始的时候有些困难，但随着练习的深入，这种能力就可以变得熟练起来。把这种专注的能力带到生活、学习和工作之中，你会发现自己又重新走进了这个熟悉却带上了全新气息的世界。

七　冥想（Dhyana）

"冥想意味着头脑对客体的流是不间断的。"（《瑜伽经》3.02）

1　冥想不间断的意识流

实现了专注，冥想就容易实现，但如果没有专注，冥想是不可能的。专注是将精神集中在单一的客体上，而冥想是不让这个专注间断。它是一个持续稳定的专注。那个意识的流是不间断的，它可以让专注持续一段时间，中间没有间断。

接着上述学校草坪上的事：当专注这片树叶一段时间，有一种不同寻常的感受会出现，我有了叶子的感受，阳光、叶子和意识之流相拥交融在一起，弥散在风中形成活动的、幻化的、带着特有的叶子的气息……语言已经很难表达，我感觉到阳光让叶子充满能量，叶子在溢出来的阳光中舞蹈，我好像成了叶子，完全融入那个光的舞动之中。

2　客体与主体之间的界限消失了

当意识的流可以不间断时，客体就显得不再重要，这时如果我们把客体换成另外一个客体，而意识的流还是不会改变，这是冥想的重点，通过冥想可以让我们了解到那个主体就是一直在里面的观察者，一个纯粹的意识。"我"是不需要的，自我是不需要的，在这个意识的流中，意识不间断的流入客体，客体和主体已经不再有界限，你的个体意识流入了客体，流入了世界，流入了宇宙，那个意识成为了客体，那个意识成为了世界，那个意识成为了宇宙。这种体验会让人欣喜不已。

八　三摩地（Samadhi）

"三摩地是当头脑跟客体合二为一。"（《瑜伽经》3.03）

1　主体与客体合二为一的状态

如果说冥想可以让你完全了解客体的存在状态，那么三摩地（Samadhi）是主体与客体合二为一。观察者和客体之间的界限消失了，观察者成为了客体。

这时我消失了，只有那片叶子，或者说叶子消失了，我就是叶子，没有分别。叶子和我没有界限，没有时间，没有空间，没有我，或者说我就是叶子，我就是风，我就是周边的一切……所有的界限都消失了。

2 自然和人融为一体的"物化"境界

在《庄子·齐物论》中有一段文字："昔者庄周梦为胡蝶，栩栩然胡蝶也，自喻适志与！不知周也。俄然觉，则蘧蘧然周也。不知周之梦为胡蝶与，胡蝶之梦为周与？周与胡蝶，则必有分矣。此之谓物化。"

在这里庄子提出"真不知道是庄周我在梦里化为了蝴蝶呢，还是蝴蝶在梦里化为了庄周我呢？"形容天人合一，自然和人融为一体的"物化"境界。在三摩地中，物我之间不再有界限。

3 三昧法（samyama）是专注、冥想和三摩地的总称

"专注（Dharana）、入定（Dhyana）和三摩地（Samadhi），这三个一起构成三昧法（samyama）。"（《瑜伽经》3.04）

三昧法（samyama）是专注、冥想和三摩地的总称，也有人把它翻译为"三耶摩"。在练习冥想时，从专注到三摩地，往往中间并没有太大的界限，如果没有专注练习就不会有冥想，没有冥想就不会有三摩地。

有时候三摩地也会在不经意间发生，但往往我们并不知道它是怎么发生的，也不清楚它是怎么运作的，但是你曾经经历过三摩地，一个格外镇定和谐的状态，但那是一个意外。而帕坦伽利说，通过有步骤的练习，就可以达到三摩地，最终可以让它稳定下来。第一是专注，是把注意力从众多的客体中转移到一个客体上，通过耐心而持久的训练，这种能力被固定下来后；第二步是冥想，就是不分心，使意识流不间断地流向客体，当练习到一定火候时，三摩地就自己会发生。当主体消失了只留下客体，这就是三摩地；在三摩地之中时，一种从未有过的清醒，一种从未有过的喜乐，真正的前所未有的安定感。

4 纯粹意识之光

"精通它可以达到最高意识的光。"（《瑜伽经》3.05）

通过反复练习，精通了这三个内在训练，你就可以了解内在的光，无论你睁着眼睛还是闭着眼睛，那个光一直都在。刚开始练习冥想时，会出现不同颜色的雾状光，到最后它是白色的明亮的光。那个光没有光源，闭着眼睛里面一片通明。无论你在哪里，在做什么，那个光都在，你不需要一个特定的姿势，你就成为了光。内在的镇定、清静会从你的里面洋溢出来，在你的周边形成一种氛围。那个光一直都在那里，是纯粹意识之光。你才知道"智慧"这个词的真实意思，这时你才开始准备好进入下一段内在旅程。

5 将专注和冥想融入每一件事

"三昧法（samyama）可以在各个阶段被应用。"（《瑜伽经》3.06）

虽然，专注、冥想和三摩地是八支的最后三个步骤，但是在前五个步骤中，我们也可以运用三昧法。不光如此，三昧法也可以用在生活中。比如日常生活中，走路时只专注于走路，吃饭时只专注于吃饭，站立时只专注于站立，洗碗时只专注于洗碗，扫地时只专注于扫地……专注地去做每一件事情。

又如，在体位练习中，专注于身体的每一个细小的变化。瑜伽老师在练习时用的最多的术语就是"专注和觉知"。在体位练习中引导学生去专注而纯粹地练习，是三昧法在体位法中的运用，这样不光可以让学生收获生理上带来的健康，同时也是最好的"专注和冥想"技能的培养。"借着松掉你的努力和静心冥想那个无限，瑜伽的姿势就被精通了。"从这一个维度看，体位练习中专注能力的培养，比追求体位造型的难度更重要。

三昧法还可以融入到呼吸练习中，也可以融入到对感官的控制中，总之三昧法可以在不同阶段被应用。

"这三个——专注、冥想和三摩地跟它们之前的五个相比是内在的。"（《瑜伽经》3.07）

"但是这三个与没有种子的三摩地相比是外在的。"（《瑜伽经》3.08）

关于三摩地在冥想这一个章节中还会详细介绍。

九 梳理瑜伽八支

现在我们来总结一下瑜伽的八个步骤：

首先，瑜伽的第一个步骤是自律，就是要建立一个与外界环境的和谐关系，让自己成为无害的人，外部的冲突就会减少甚至消失，你就可以给自己建立起一个安静稳定的外部环境，这是瑜伽练习的基础。

第二个步骤是内制，当不再有喋喋不休的外部争吵后，自我修行之路才不会受到太多打扰，我们因此可以专注在练习和超越的精进旅程之中，在这个步骤当中，我们需要根据每个人的不同情况选择身体练习、饮食、起居、工作、学习……找到一个有经验的老师解读经典、练习与实践，可以少走很多弯路。通过观照（研究自己）了解"内在空性"。

第三个步骤是体位，这部分有不同的解读。一部分人认为这里的"体位"就是指冥想坐姿，也有一部分人认为这里的"体位"是指所有体位的共同品质。在第二支"内制"中，讲到第一个法则纯净时，提到了锻炼（练习）。锻炼可以让身体纯净，有规则的呼吸可以让头脑纯净。帕坦伽利描述的体位是"稳定而舒适"的，最终可以"松掉努力静心冥想那个无限""瑜伽的姿势就被精通了"。要让身体成为没有阻碍的通道和媒介，锻炼是必要的。要达到"稳定而舒适"是需要付出努力的。身体的障碍越多，身体练习要付出的努力也会越多。

帕坦伽利说体位精通后才能进入下一步练习，那么怎么才能知道自己已经精通体位呢？有一个检验的方法可以试试：用一个简易至善坐姿，保持脊柱中正，看看自己能坐多久？10分钟？45分钟？60分钟？180分钟？如果你可以持续180分钟端坐着，身体没有不适的感觉，那就说明你的身体没有障碍，你不需要在身体上花太多的时间练习，否则你还是要努力练习体位。

许多人想尝试冥想课，但身体常常是很大的干扰，一节课大部分时间都在跟身体较劲，腿痛、腰疼、肩背痛、脖子痛……各种身体障碍，以至于很难有进展，身体的问题是绕不开的，身体会影响头脑。30多年来我遇到太多这样的学生了，他们一听有冥想课，都兴冲冲地来参加，但是一两节课后就打退堂鼓了。每每遇到这样的学生我就会建议他们先从体位练习开始。帕坦伽利说"体位被精通后二分性的打扰就停止了"，这样进入下一步就不会有阻碍；身体变得纯净以后，头脑的纯净就容易很多。

第四个步骤是调息练习，就是让头脑也不再是障碍。通过调息让身心之间建立起一个通道，通过延长呼吸或停止呼吸，让头脑安静下来。呼吸的调节与节奏的变化，可以引发能量系统的改变，体内的能量因为呼吸节奏的改变而流动顺畅。这个过程可以让我们对身体变得更加敏感，当身体的某一部分能量流动有堵塞的话，我们就能及时地发现这些细微的问题，并及时通过体位的改变和呼吸的调整来使能量通道保持畅通。

从第四个步骤到第五个步骤就会非常容易，换句话说通过呼吸练习可以导致制感。当我们越来越注意身体内部的时候，渐渐的外部事物的吸引力就会逐渐减弱。这时所有感官都会改变方向，开始关心起内在的成长；当能量不再往外流的时候，内部的能量就会充盈起来，这时，我们已经准备好了，进入到下面几个步骤的练习。

第六个步骤专注，能量充足，意识才能稳定。专注是把意识固定在一个单一的对象上，专注的能力，决定了一个人的工作和学习的效率，专注力越强的人完成学习和工作任务就越圆满。

第七个步骤是冥想，进入这个步骤以后专注的对象并不是重点，而是专注这个行为本身，"就是让那个意识的流不间断"，训练自己让这种专注的行为变得稳定。

第八个步骤是三摩地，如果说冥想还是练习的话，那么三摩地就是在冥想练习到极致的时候发生的现象。三摩地是观察对象与观察者合一的状态，通过专注、冥想的练习达到三摩地。

瑜伽八支清晰地描绘出瑜伽练习的路线图，沿着这个方向练习实践就可以到达三摩地。到这里为止，帕坦伽利说三摩地还是有种子的三摩地，与无种子的三摩地相比它还是外在的。关于无种子的三摩地我会在后面冥想章节中介绍。

第二章

瑜伽相关的生理学知识

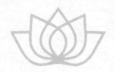

　　哈达瑜伽一直追求的终极目标是，"哈"与"达"的终极平衡，也就是"阳"和"阴"平衡。哈达瑜伽有大量的身体练习，动作的变化必然影响身心，所以在练习体位之前，要先了解一下古今中外生理学基础知识以及健康观，这对我们练习瑜伽体位法具有非常重要的指导意义。

　　在这一章节中，除了瑜伽古老的生理学描述，我还将古老印度的阿育吠陀的健康观、中医的阴阳五行基本健康观，以及西方医学的基本健康观做个简单介绍，意在尊重人类对生命丰富多样与幻化神圣的探索与发现。无论是古老的阿育吠陀和中国传统医学，还是基于解剖生理学借助现代科技仪器的西方医学，在人类生命的奥秘面前，它们所能窥探到的都无法穷尽。所以，我们不光是要把古老成果继承下来，还要借助现代的科技打开另外一个视角，尽可能多视角的审视生命，甚至还要跳出所有现有的成果，找一个全新的角度来发现生命的另外一面。

第一节　瑜伽生理学基础知识

一　关于阿育吠陀（Ayurveda）

　　阿育吠陀（Ayurveda）是世界上最古老的健康及医学体系之一。阿育吠陀（**Ayurveda**）是由：**Ayur**（生命）和 **Veda**（知识）组成，阿育吠陀的意思是关于生命的知识。阿育吠陀的记载首次出现在公元前 6000 年印度古老的诗歌总集《梨俱吠陀（Rig Veda）》中。至今阿育吠陀还是印度传统健康生活方式的重要指南。

在古老的吠陀时代，一些圣贤通过观察人和自然，发现人与人之间是有很大差别的，比如：人们在同一个环境下，有些人觉得冷，有些人觉得热；同样的食物有些人吃了很舒服而有些人会不舒服；面对同样一件事有些人情绪波动较大，而有些人却比较淡定。这些差异让古代圣人们意识到，每个人的身心特性都与自然界的五大元素有密切关系。组成自然界的五大元素分别是：土（prithivi）、水（apa）、火（tejas）、风（vayu）、以太（akasha）。

1 土（prithivi）元素

土（prithivi）元素具有滋养身体的特性，宝石是具有代表性的土元素，它带着精微的土的能量，自古以来人们用它来滋养身体，当然最好的接近土元素的方式是走进大自然。

2 水（apa）元素

水（apa）元素具有运输、传递和扩散的特性，身体的大部分是水，身体内部的物质和能量的运输依赖水，喝水、洗澡，到江河湖海中接受水的滋养是培养水元素的重要途径。

3 火（tejas）元素

火（tejas）元素具有摧毁和转变的力量，火的元素决定一个人的消化力，尤其是食物的转化能力，烛光、篝火、日光浴都是获取火元素的很好途径，还有一个重要的途径就是运动，运动可以产生火。

4 风（vayu）元素

风（vayu）元素是能量流动的载体，呼吸对风元素的影响最大，呼吸的节奏变化会引发体内风元素的变化，能量的流动速度与流动方向都可以通过调息来改变，当然空气的流通与环境的改变也会影响体内风元素的变化。

5 以太（akasha）空元素

以太（akasha）也叫空，空元素，主要表现为空间，它是相对于物质而存在的，如果没有空间，物质是不可能存在的。这就是"无"和"有"的关系，"无"是相对于"有"的存在，我们可以通过"有"来了解"无"，当我们处在一个狭小而拥挤的办公室里，有时会觉得压抑和紧张，但是当你走出户外远眺山湖，顿觉办公室的渺小。如果你去海边，去登山，去草原，如果你可以如鲲鹏展翅于天空，连大海、高山、草原都很渺小。你就会体验到空间的无限，空的元素会因此而被引发。当你理解了空，你也就理解了那个无限和永恒的含义。

二 三大身心类型（道夏 doshas）

由五种元素构成的人体的三大身心类型称为"道夏"（doshas）：以太和风结合形成瓦塔（Vata），火和水结合形成皮塔（Pitta），水和土结合形成卡法（Kapha）。每一个人身上都由这三种道夏组成，个体的差异在于道夏比例的不同。影响道夏的因素有很多，遗传、环境、年龄，以及出生的时辰等都会产生极大个体差异，实际上这个世界并没有完全相同的人。

人体中的三大"道夏"（doshas），瓦塔（Vata）、皮塔（Pitta）和卡法（Kapha），失衡就会造成身体的不健康，平衡就可以保持健康。而人们的生活方式、饮食习惯以及工作与三种类型的体质密切相关，如果可以判断人们的体质是偏向瓦塔（风型）、皮塔（火型）还是卡法（水型），并对其生活、饮食进行调整，再配以对应于不同体质的哈达体式练习，将会有效保持健康。阿育吠陀有一套测试道夏的量表，由于翻译的原因，我找到的几个量表差异还是很大的，所以这里不展开讨论，对阿育吠陀有兴趣的可以去了解专门的阿育吠陀书籍。

1 风型（vata）人的身心基本特征

从外表看，身形消瘦，棱角分明，体温凉，头发少而粗，四肢长。行动敏捷迅速，语速较快，学东西快，忘得也快；善交际、爱玩、逗趣，有风型人在，氛围会比较开心活跃。由于风型体质的人，空和风的元素占比较高，脚踏实地对于风型的人比较难，他（她）们不喜欢一成不变，有创造力。在平衡的情况下，跟风型的人一起会让你开心得忙个不停。但是，风型的人一旦失衡，他们会表现得很焦虑、失眠、恐惧，并出现便秘、皮肤干燥、眼睛干涩、关节疼痛等不良症状。

要保持风型人的平衡，有规律的睡眠（定时睡觉、定时起床）对风型人来说至关重要。工作中风型的人最好要做好计划，把每一天要做的事列一个时间表，严格按计划做，但即便如此他们的计划也经常会虎头蛇尾、有始无终。找一份具有创造性的工作，比如文学、艺术、设计等，应该是比较明智的选择。在饮食方面，湿润且温和的食物更适合，不要吃干冷的食物，适当补充甜食可温暖身体。要减少苦涩食物的摄入。这一类人的锻炼要减少瓦塔练习，在哈达瑜伽体位中可以更多地选择那些缓慢的、稳定的，及柔和的体式来进行。比如：针对骨盆区域、髋关节、骶髂关节及腰椎的瑜伽体式，风型的人在体式上可多选择一些坐位的动作来练习。在后面常用的瑜伽体式中，我们会介绍各类体式的具体练习方法。

2 火型（pita）人的身心基本特征

外形中等身材，肌肉较发达，关节灵活，身体富有弹性，皮肤健康有光泽，眼睛长得很动人，目光犀利，头发细软，容易有少白头，代谢旺盛，往往体味比较重；为人热情，有趣得体，很有个人魅力，乐于分享；做事井井有条，追求细节上的完美，不喜欢浪费时间，他们更愿意把时间放在学习新的知识、技能和自我训练上。但这类人由于追求完美，对人对己都会较严苛，易怒、喜欢支配人，说三道四和焦躁。

要保持火型人的平衡，在工作中这一类人不宜同时有太多的任务，由于追求完美的个性，使他（她）无法同时应付两个及以上的事情，很容易引发愤怒情绪。旅游是火型人最享受的事，在旅游和大自然中，这类人会表现出热情随和、乐于助人的一面。火型人在饮食方面要减少酸性食物的摄入，多吃一点苦味的食物。这一类人的锻炼要减少皮塔练习，在哈达瑜伽体位中可以更多地选择那些清凉的、滋养的，及伸展的体式来进行。练习中不适合用快速的、过热的方法，呼吸要用较缓和的，比如俯卧位的弓式、眼镜蛇式、船式、肩倒立及鱼式。火型人在体式上可多选择一些俯卧位的动作来练习。

3 水型（kapha）人的身心基本特征

水土型（kapha）的人柔软，稳定，容易忧伤，感伤，耐冷，会克制自己的感受，性格深沉、平静柔和、容易满足，皮肤白，肌肤柔软、光滑，头发多、油、粗，有光泽，身形高大，脸庞圆润，嘴唇大厚，眼光诱人。

要保持水土型人的平衡，在饮食方面少食咸味的东西，苦涩味的食物可以平衡体内环境。这类人喜欢吃东西，也特别容易发胖，适当的控制饮食是非常有必要的。在工作方面，由于水土型的人比较好说话，做事踏实可靠，所以同事都会找他帮忙，这样他就会平添更多的工作压力，而水土型人减压的方法就是暴饮暴食，所以这一类型的人在工作中要学会说不，否则就很容易因为压力过大而失衡。这一类人的锻炼要减少卡法练习，在哈达瑜伽体位中可以更多的选择那些动态的体式，如流瑜伽，练习中可以多用喉呼吸，火焰式呼吸法的练习等。

4 变化中的"道夏"（doshas）

但是人体的这三种类型不是固定不变的，实际上"道夏"（doshas）是随着年龄的变化、季节的变化而变化的，甚至一天中不同时间段都会不同。

比如说，人在童年时期是卡法（水和土）占主导地位；到了中年是皮塔（火和水）占主导地位；到了晚年变成了瓦塔（空和风）占主导地位。

在一天当中，早上 6：00 到 10：00 是卡法（水和土）占主导地位；

10：00 到 14：00 是皮塔（火和水）占主导地位；

14：00 到 18：00 是瓦塔（空和风）占主导地位；

18：00 到 22：00 是卡法（水和土）占主导地位；

22：00到2：00是皮塔（火和水）占主导地位；

2：00到6：00是瓦塔（空和风）占主导地位。

在季节的变化当中，道夏（doshas）也会发生相应的变化：

在雨季，瓦塔（空和风）会减少，皮塔（火和水）和卡法（水和土）增加；

在热季，皮塔（火和水）表现得最强，而瓦塔（空和风）和卡法（水和土）都会减少。

在凉季，瓦塔（空和风）增加，而皮塔（火和水）和卡法（水和土）减少。

甚至我们在进食和消化食物的过程当中，道夏（doshas）也会发生变化。比如，我们刚吃下去食物的这个阶段，卡法占主导地位；而在消化的过程当中，皮塔占主导地位；到了食物的转化和处理的阶段，瓦塔占主导地位。

所以，五大元素是一种动态的平衡关系，我们不能用固定的模式，对每一个个体做出死板的判断。在不同的阶段、不同的时间、不同的地点，它们互为制衡互相改变。阿育吠陀认为五大元素之间的平衡，决定了身体的健康状况及精神状况，从健康的角度来看五大元素的平衡和稳定，是健康的基础。

如果五大元素之间产生了少许的不平衡、不稳定，那么身体就会出现偏离健康的情况，比如，我们现代人喜欢说的亚健康状态。如果五大元素之间的这种不稳定和不平衡的程度再严重一点，就会生病；如果五大元素之间的这种平衡和稳定彻底被打破，就意味着死亡。

三　关于"原质"与"三德"

五大元素是构成宇宙的基石，而它们都源自宇宙最初的物质也叫"原质"（prakriti）。在印度古老文字记载里，"原质"的属性是"摩耶"（maya），摩耶的意思是变化不定的，永恒幻化的生灭。它使五大元素表现出三种"德"（称为三德），分别是萨埵（sattva）、罗阇（rajas）、答磨（tamas）。萨埵是一种平静祥和的状态，罗阇是一种活跃激情的状态，答磨是一种消极怠惰的状态，身体受到"三德"的交互制衡的影响。

五大元素构成的三种道夏是动态变化的，三德也是如此。道夏是五种元素组合变化的三种体质，三德是受五种元素影响的三种行为。"空"主导对应的属性是萨埵；"风"主导对应的属性是罗阇；"火"主导对应的属性是萨埵和罗阇；"水"主导对应的属性是萨埵和答磨；"土"主导对应的属性是答磨。

四　"心"的构成

"原质"构成身体最初永恒的物质，而"原人"（purusha 普鲁夏）构成最初永恒的精神。原质和原人是最初的宇宙间物质和精神结合的产物"菩提"（Buddhi），由此衍生出"私我"（ahamkara），私我是由答磨主导的，它与罗阇结合演化出"五唯"（色、香、味、声、触）和心意"末那"（manas）（"五知根"眼、鼻、舌、耳、身和"五作根"手、足、嘴、肛门、生殖器）。由"末那""私我"和"菩提"三者构成"心"的部分。

五　阿育吠陀对健康的定义

阿育吠陀对健康有一个非常有意思的定义："健康就是感觉不到身体的存在。"当身体里面的五大元素完全处在平衡和稳定的状态下，闭上眼睛其实是感觉不到身体存在的，但是如果身体的某一个部分出了问题，那么我们很快就能觉察到这一个部分，比如说，当你头痛的时候，你就能感觉到头的存在；当你胃痛的时候，你就能感觉到胃的存在，但是如果你很健康，那么身体对你来说是感觉不到的。当一个人健康的时候，他跟周围的环境就会浑然一体。

事实上，我们的感觉比你体检时，查出生化指标发生变化要早很多。有时候我们觉得头疼，但是你去医院通过一系列的检查，结果生化指标是正常的，可是你为什么会头疼呢？有时候我们觉得胃不舒服，可是经过检查却发现并没有胃病，那么你为什么会不舒服呢？其实不是你没有问题，而是你还没有达到生病的程度，你的生化指标还没有达到"生病"的"值"，但是你的病已经开始，因为你的感觉不会骗你。有时候感觉比体检要更加灵敏。

影响健康的因素有很多，比如说体质、生活方式、饮食习惯、文化背景、个人观念、锻炼习惯，等等。而在阿育吠陀理论当中，对先天体质的判断评估是非常重要的，因为如果你不了解先天体质特点，那么就无法有针对性地做出相匹配的体质的调整。

如果我们选择的生活方式、职业性质、饮食习惯、锻炼方式等与体质不相配或严重冲突，那么，健康一定会受损。但如果你选择的职业、生活方式、饮食及锻炼方式等与你的先天体质相匹配，那么你就会很健康。

这在我国的《黄帝内经》中也有提到，叫"和于术数"。前面一个"术"是指你的职业和技术，第二个"数"是指你的先天体质、性格和天赋特征，如果你后天从事的职业和你先天的"数"相匹配，你就会健康长寿。

六　关于"普拉纳（Prana）"

普拉纳（Prana）也叫生命之气。一个人的生命力与普拉纳密切相关，人的健康状况和一切生命活动，都取决于生命能量的运行。而呼吸承载了普拉纳，呼吸的品质决定了一个人的健康，精细的呼吸可以使生命之气保持充足、稳定和流畅的运行，这是健康的表现。

但是现代人的许多生活方式，却很浪费生命的能量，比如，不按时睡觉，过度使用眼力，情绪波动大，过度使用脑力，吃喝玩乐不节制，体力精力消耗过大……都会使普拉纳过度活跃，加速消耗身体储存的能量，能量损耗到一定程度，人就会生病甚至死亡。前些年的一个报道说：有位14岁的孩子因为连续数小时打游戏而猝死，就是能量耗尽了。这些年我在学校看到一些大学生，熬夜打游戏、追剧……上课时无精打采，让人看了心疼。每每上课时我都会反复讲生命、讲健康、讲能量、讲使命……希望孩子们能够珍惜生命的能量，把它用在该用的地方。庆幸的是，总有些学生会被唤醒而砥砺前行。

生命之气分为五种，它们分别是：Prana（普拉纳）、Apana（阿帕纳）、Samana（萨马纳）、Udana（乌达纳）、Vyana（佛亚纳），分别驱动身体的不同部位。

1 普拉纳（Prana）

普拉纳（Prana）是命根气，是驱动吸气的能量，它的活动区域位于喉和横隔膜顶端的部位，它和呼吸器官、语言器官、喉咙、食管以及控制这些器官活动的肌肉和神经有关。

2 阿帕纳（Apana）

阿帕纳（Apana）是自然下行的生命之气，位于肚脐以下区域，给大肠、肾脏、肛门和生殖器官提供能量。

3 萨马纳（Samana）

萨马纳（Samana）位于心脐之间的区域，是平行的生命之气，它激活心脏和循环系统，同时也给肝、胰、肠和胃提供能量，并控制着消化系统的活动。

4 乌达纳（Udana）

乌达纳（Udana）是自然上行的生命之气，它控制着喉咙以上的身体各部分，因此，大脑的思维及眼睛、鼻子、耳朵和全身所有对外的感受体，都是由它驱动的，没有它，大脑的活动以及对外部世界的意识将无法进行。

5 佛亚纳（Vyana）

佛亚纳（Vyana）这是一种遍布全身的生命之气，它调节和控制着身体的全部活动，并协调其他生命能量。比如，它对身体的直立起到很好的调节，同时它还激活并协调全部肢体的肌肉、韧带、神经和关节。

除了上述生命之气外，还有另外五种：naga（纳加）、koorma（库尔马）、klikara（克里卡拉）、devadutta（迪瓦杜泰）和dhananjaya（德哈南贾亚）。它们与打嗝、哈欠和喷嚏等有关。

普拉纳（Prana）命根气，阿帕纳（Apana）下行气，萨马纳（Samana）平行气，乌达纳（Udana）上行气，佛亚纳（Vyana）遍行气，这五种生命之气，在体内协同工作来保证生命的健康与平衡。

但是，人们在日常生活中往往会积累一些废物，这些废物会在身体里累积，如果生命之气充足，通常都会将每天产生的废物清理干净，但有时由于生活方式、工作、家庭、情感、熬夜等各种情况使能量不断透支，会让一些废物无法及时排出去，导致废物堆积并形成各种堵塞现象，造成身体沉重的负担。

其实有些情况是可以避免和控制的，瑜伽的努力就是让身体变得纯净，在练习瑜伽的第一天，老师都会告诫你，要关注自己的呼吸。通过观察自己的呼吸，我们可以了解自己的体内是否有废物堆积或堵塞现象。比如：呼吸短促，无法屏气还有无法缓慢呼气，就是体内废物过多的表现。这种情况不能持续太久，否则就会引发身体各处的问题，必须要尽早想办法让呼吸恢复到正常情况。那么，怎么才算正常呢？

对于一个成年人来说，一般如果吸气后屏气的时间可以达到 60~90 秒是正常的，经过瑜伽练习的人可以达到 120~240 秒，另外深吸一口气再连续缓慢呼气达到 42 秒以上就是正常的。如果连 30 秒都到不了就要引起重视了。废物过多，还有个表现就是身体会变得沉重、乏力僵硬。这些情况都是我们自己可以感觉到的，如果你及时觉察并加以调整，就可以阻止身体进一步走向疾病。

七 两种特别的练习方法

1 认识昆达里尼（Kundalini）

前面我们提到哈达瑜伽（Hatha yoga）时，也提到昆达里尼瑜伽（Kundalini yoga），还有谭崔瑜伽（Tantra yoga）。哈达瑜伽（Hatha yoga）的目标是让"ha"和"tha"在中脉运行，这在前面已经有过详细表述，这里就不重复。

而昆达里尼瑜伽（Kundalini yoga）需要略作解释，昆达里尼（Kundalini）在很多书籍中把它描述成，卷曲盘俯在骶尾骨处的一条"蛇"，堵住了中脉的口子，使能量无法进入中脉，昆达里尼成为阻碍能量进入中脉的最大障碍。"蛇"是一个象征，它象征着中脉里阴性的物质，需要把阳性的能量引导到这里，去除掉中脉中阴性的障碍物，身体里的"太阳"在腹部，要把腹部的热调动起来，必须熟练驱动阿帕纳（Apana）并使用收束（Bandha），利用"太阳"升起的"火"将昆达里尼"驱逐"燃烧，清除中脉入口的障碍。

每个人身体内沉积的废物和障碍数量是不同的，所以通中脉对有些人来说毫不费力，但有些人就会很难，还有一些人天生中脉就是通的，有时中脉通了还会堵上。中脉畅通无阻时，身体内部能量不再受制于"ha"和"tha"，可以助你进入三摩地，但并不等于中脉通了就一定可以进入三摩地，换言之，就算中脉不通也可以进入三摩地。

2 被误解的密宗瑜伽（Tantra yoga）

谭崔瑜伽（Tantra yoga）也叫密宗瑜伽。它的出现比哈达瑜伽要早很多，在公元6~7世纪盛行，它反对二元论哲学，反对弃世离俗的修行，这在当时引起了不小的反响。谭崔的方法中包含了脉轮、哈达、昆达里尼，在其不二论修习系统中，它认为身体是意识的庙宇，而性是一种神圣的修行。

可是谭崔瑜伽在传播的过程中，性的部分被放大甚至扭曲，以至于大家只记住了性，而忽略了谭崔不二论庞大的修习体系。不了解的人也因为这一点扭曲误解了哈达瑜伽。一直以来，性就是一个非常敏感隐晦的字眼，它吸引人但又让人害怕，由于害怕又变得吸引。

我在上解剖学的时候，每次讲到生殖系统的解剖结构时，都会看到一些同学低头脸红的现象，平日里性的话题人们不会拿到桌面上谈，有人如果公开谈性都会遭到鄙视。性的本质，是大自然为繁衍生命而设计的。在这个设计中，一方面为了繁衍后代，性要动用消耗大量的精气（有些先天不足的甚至会搭上性命）；另一方面，作为"奖励"在精气损耗的同时，会让你得到强烈而短暂的愉悦感。

每一个人都是由性来到这个世间，所以，这是一个不可回避的话题，应该用对待自然的态度对待性。性的目标是生殖而不是追逐那片刻的愉悦。生命的成长离不开能量，谭崔对性的关注并不是为了性，而是性背后的能量。它关注的是如何把能量从性中撤离并改变方向，它的所有训练不是让你进入性，而是离开性。而事实上，由于人们对性的矛盾心理，再加上对瑜伽的不了解，就容易产生曲解，甚至被打着瑜伽旗号的人利用，在瑜伽八支中我们就已经讲到"性的节制"也有翻译成"禁欲"或"梵行"。

谭崔在这一点上的做法，对于大部分人来说带着一点激进。它并不回避性，并利用性达到两个目的，一是超越性，要超越就要面对它彻底了解它；二是让性能量改变方向，流向更高的脉轮。性属于第一个脉轮，这种方法对于第一个脉轮主导的人来说是困难的。

八 瑜伽生理学基础

无论是哈达瑜伽、昆达里尼瑜伽，还是谭崔瑜伽，它们的认知和方法都是基于"三脉七轮"（见图 2-1-1）。

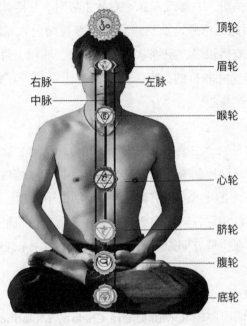

顶轮
眉轮
右脉——————左脉
中脉
喉轮
心轮
脐轮
腹轮
底轮

图 2-1-1

1 认识三条气脉

"三脉"是指沿着脊柱而行的三条气脉，它们分别是右脉、中脉和左脉，中脉在脊柱中间，而右脉和左脉是沿着脊柱盘旋绕行的（形成一条螺旋形阶梯）。

右脉为"ha"（又称阳脉或太阳脉），右脉的气从右鼻孔出，带着热的能量；左脉为"tha"（又称阴脉或月亮脉），左脉的气从左鼻孔出，带着冷的能量。右脉、左脉和中脉分别在绕行的过程有六个交集点，这六个交集点叫脉轮（梵文的拼写是"cakra"，英文把它改成"chakra"，它的原始含义是"轮子"）。

一般情况下，人们由于各种原因，气脉往往受阻，有时左脉受阻，有时右脉受阻，当左脉受阻时，左鼻孔就会表现出不通畅或完全堵塞，而右脉受阻这种情况会表现在右鼻孔，正常情况是，左右两脉有规律的自动调整，每过 45 分钟左右脉会交替畅通，这样的情况说明右脉和左脉是正常运作的，但中脉是不通的（大部分人的中脉都是不通的）。

有一些人这两脉交换是不均衡的，有些偏左脉，有些偏右脉。

哈达瑜伽的练习者最终是要让"ha"和"tha"两者的气进入中脉，从中脉运行。

中脉畅通后两个鼻孔就一样畅通了。这时体内的生命之气就会被输布到全身而不外泄。这时意识就不容易涣散，集中意识会变得轻而易举。

右脉和左脉的交替运行机制，控制着身体的交感神经和副交感神经的反应。可以通过调息引导普拉纳进入右脉或左脉。右脉主导时，新陈代谢会加快，心率会提高，感官的功能会因此而活跃。而通过调息把普拉纳引入左脉时，代谢就会慢下来，心跳呼吸都可以变得很慢，熟练掌握这种方法，瑜伽士可以把自己埋在地下几个小时甚至几天。但这并非目的，真正的目标是让"ha"和"tha"在中脉汇合，沿脊柱上升到头顶，超越身心。

2 认识七个脉轮

沿着身体的中轴有七个主要的脉轮（chakras）。这七个脉轮就像不同频率震动的能量池，七个脉轮分别控制着身体的某个特殊部位和某些内分泌腺体。七个脉轮是指分布在人体上下中的七个能量"漩涡"，分别位于头顶、眉间、喉头、胸口中央、肚脐附近、下腹部和尾骨。它们会对身体各个器官的机能、感情、精神施加影响，掌管身心运作。在生理方面影响器官的功能与运作，在心理方面则影响情感及精神。

2.1 海底轮（Muladhara Chakra）

第一个是底轮也叫海底轮（Muladhara Chakra, Muladhara 出自 mula "根基"和 adhara "支撑"）：位于肛门附近的会阴，海底轮的能量活跃会把身体导向食物、性和物质，它和土元素、嗅觉、下肢及生命力有关，是各种身体、心智和灵性渴望的贮藏所，控制着人体中土（固体）的成分和身体健康、排泄功能。它对应的腺体是性腺，对应的身体部位是骨盆底部及下肢，能量不足时容易出现便秘、痔疮、性功能失调、下肢疼痛等问题。

它的主神是梵天（Brahma 宇宙的创造之神）和女神达基尼（Dakini 空行母）。通常它被描绘成一朵深红色的四瓣莲花，它是休眠的昆达里尼和夏克提（Shaktism 阴性的力量）的位置和中脉的入口。它对应的密音是"Lam"。

2.2 生殖轮（Svadhisthana Chakra）

第二个是腹轮也叫生殖轮（Svadhisthana Chakra，Svadhishthana 出自 sva "自己的"和 adhishthana "基座"）：它位于生殖器官附近，生殖轮的能量活跃会把身体导向勇气、权力、政治、控制，它主宰人的性功能、水元素，和味觉有关。它控制了身体中水的成分及肾上腺的分泌。它对应的身体部分主要是子宫、生殖系统，能量不足时容易出现肾脏和膀胱功能失调、性功能失调、腹部疼痛等问题。

它的主神是毗湿奴（Vishnu 宇宙的维护者）和女神拉基尼（Rakin 体内血液要素的控制者）这个脉轮被描绘成一朵橙色的六瓣莲花。它对应的密音是"Vam"。

2.3 太阳神经轮（Manipura Chakra）

第三个是脐轮也叫太阳神经轮（Manipura Chakra，Manipura 出自 mani "宝石"和 pura "城"）：位于肚脐附近，脐轮的能量活跃会把身体导向意志力，它能够将腹轮的情绪转化为一种意志能量，这个脉轮和火元素、视觉、肛门有关，控制了身体中火的成分及胰腺的分泌，主导我们的活力和世俗的活动，支配人的精力和消化功能。它对应的身体部分主要是胃、肝脏、脾脏，能量不足时容易出现胃病、消化不良、易怒、意志消沉等问题。

它的主神是楼陀罗（Rudra 宇宙的消费者和破坏者）和女神莱基尼（Lakini 肌肤要素的控制者）。这个脉轮被描绘成一朵亮黄色的十瓣莲花。它对应的密音是"Ram"。

2.4 心轮（Anahat Chakra）

第四个是心轮（Anahat Chakra）：它位于心脏附近，心轮的能量活跃才有能力"爱"与"被爱"。这个脉轮与风元素、触觉、阴茎有关，它控制着气体的成分，也控制了胸腺和淋巴腺，和人体的呼吸、循环功能有关。它对应的身体部分主要是胸部、心肺及双臂，能量不足时容易出现呼吸功能失调、心脏疾病，无法接触或被接触等问题。

它的主神是伊莎（Isha 无处不在之神）和女神卡基尼（Kakini 身体脂肪要素的女神）。到了这一轮，人才成为人，由身体物质产生的能量感受进入精神领域。这个脉轮被描绘成一朵十二瓣的绿色莲花。它对应的密音是"Yam"。

2.5 净化轮（Vishuddhi Chakra）

第五个是喉轮又叫净化轮（Vishuddha 或 Vishuddhi Chakra）：它位于喉咙附近，喉轮的能量活跃，语言沟通和思维表达才会具有创造力，这个脉轮和空元素、听觉、嘴和皮肤有关，控制着以太成分及甲状腺及副甲状腺，与情绪的表达、爱的表达、语言音流艺术的表达有关。它对应的身体部分主要是肩颈部、喉咙及声带，能量不足时容易出现甲状腺机能失调、扁桃体疼痛、声音沉闷等问题。

它的主神是雌雄同体的阿尔达纳里希瓦拉（Ardhanarlswara 湿婆 Shiva 和帕尔瓦蒂 Parvati）、萨切尼神（Sakihi 主宰骨要素的）。从这里开始就是进入精神领域的力量支点，这一轮也是信念之轮，有很多人的信念就卡在这里。这个脉轮被描绘成一朵青色的十六瓣莲花。它对应的密音是"Ham"。

2.6 眉轮（Ajina Chakra）

第六个是眉轮（Ajina Chakra）：它位于脑的正中，这个脉轮也被称为"第三只眼"。这一轮与专注、直觉、智慧有关。它控制着脑下垂体、松果体，主宰世俗和灵性的知识，支配着心神方面的功能。它对应的身体部分主要有头部、前额及双眼，能量不足时容易出现头昏、头痛、思维紊乱、没有创造力等问题。

它的主神是无形知觉（Paramshlva）和女神哈基尼（Hakini 控制微妙心识的）。这个脉轮被描绘成一朵蓝色的双瓣莲花，它对应的密音是"o"。

2.7 顶轮（Sahasrara Chakra）

第七个是顶轮（Sahasrara Chakra，Sahasrara，出自 sahasra "千"和 ara "花瓣"）：它位于头顶，与其说它是一个脉轮，不如说它是一个开口，当这个开口没有打开时，它的颜色是紫色带一点灰色的，当顶轮打开时会有千万白色的光点飘散在头顶，这时整个头部不分内外都洒满这种白色的如花瓣似的光点。它超越了生物学及心理学的范畴，它的功能只能用哲学和灵性的语言来描述，它对应的密音是"om"。

这七个脉轮影响着人体的内分泌系统，协调了它们的平衡，对人的身心健康有很大影响。眉轮和顶轮主导灵性的功能，底轮、腹轮和脐轮则主导身体上的功能，心轮和喉轮是主导心智活动的。它们之间是相互影响的。瑜伽通过一系列练习，打开中脉，使这些脉轮联通，实现能量的转移和统一，最终让原始的能量与宇宙的能量连接成一体。

第二节　中医对人体生理的基本描述

在历史的长河中，中华民族在探索健康和延续生命的实践中，积累了宝贵的经验，直到今天也还是人类健康的基石与指南。无论何时提到健康与生命哲学都不能绕开华夏祖先留下的，历经千年的实践瑰宝。

1 中医对人体的描述

中医对人体是这样描述的，人体有五脏六腑，每一个脏腑都有一条相关的经络。除了五脏六腑对应的十一条经络之外，另外还有心包经、任脉和督脉三条经络，一共是十四条主要的经络。各个经络还有分支，称之为经别，几乎遍及全身。每条经络上都有穴位，针灸治疗时，主要是刺激经络上的穴位。

脏与腑的关系，实际上就是脏腑阴阳表里配合关系。由于脏属阴，腑属阳；脏为里，腑为表，一脏一腑，一表一里，一阴一阳，相互配合，组成肝与胆、心与小肠、脾与胃、肺与大肠、肾与膀胱等脏腑表里关系，体现了阴阳、表里相生相克的关系。中医将之归纳出五行理论，五行理论不但说明了脏腑之间的关系，同时也说明了各个脏腑和气候变化之间的关系，如肝与胆属木，心与小肠属火，脾与胃属土，肺与大肠属金，肾与膀胱属水。木生火、火生土、土生金、金生水、水生木；水克火、火克金、金克木、木克土、土克水（见图2-2-1）。

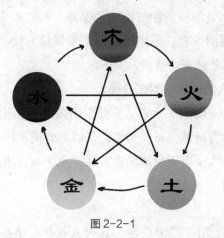

图2-2-1

中医的观点中，人体是一体的，五脏六腑之间互相有着非常紧密的关系，而且是平衡的。

2 中医对人体能量的描述

中医用阴、阳、虚、实来描述身体的能源状态。身体里有两种能量分别是"血气"和"火"，"血气"是指维系身体正常运行的能量，它代表"阳"；"火"是指人体的储备能量，它代表"阴"。

能量的水平用"虚"和"实"来表示，比如"阳虚"是指"血气"不足；"阴虚"是指"血气"不能满足能耗，而需要动用储存的"火"；"阴虚火重"是指不但动用了"火"，还大大透支和亏欠；"阴阳两虚"是指"血气"和"火"都已亏虚殆尽。

人体的能量分先天和后天两个来源，先天能量用"炁"来表示，后天能量用"氣"来表示。

先天能量源自父母精气，储存在五藏及奇恒之府【"脑、髓、骨、脉、胆、女子胞，此六者，地气之所生也，皆藏于阴而象干地，故藏而不泻，名曰奇恒之府"——《素问·五藏别论》】之中，出生后只会减少不会增加。

后天能量源自食物，由消化系统将食物转化成人体可以运用的材料，在人体进入熟睡状态时，将这些材料转化成人体可以方便利用的血液。能量不足会虚弱、生病以至死亡。

观察和调节能量水平是预防疾病、保持健康的方法。提前预防是中医认为的上策，在《黄帝内经·素问·四气调神大论》中有一段文字："是故圣人不治已病治未病，不治已乱治未乱，此之谓也。夫病已成而后药之，乱已成而后治之，譬犹渴而穿井，斗而铸锥，不亦晚乎。"意思是最好的治疗是防患于未然。

在 5000 年的历史中，许多高明的中医发明了许多锻炼方法、节日活动、丰富独特的饮食文化。这都是积极的预防疾病的保障，一方水土养一方人，人种不同，体质不同，就要有不同的饮食，不同的生活节奏锻炼方法。了解自己的体质状况，对保持健康防病于未然是很有必要的。

3 《黄帝内经》对人的体质与禀赋分类

《黄帝内经》《灵枢·阴阳二十五人》根据阴阳五行，把人体归为木、火、土、金、水五种类型的体质与禀赋，每一类型，又以五音的阴阳属性及左右上下等各分出五类，合为二十五种人。以下只摘录木、火、土、金、水五种类型，另外分出的五种这里就不一一列出。

3.1 木形人

"木形之人，比于上角，似于苍帝，其为人苍色，小头，长面大肩背直身小，手足好。有才，劳心少力多忧，劳于事，能春夏不能秋冬，秋冬感而病生，足厥阴，佗佗然。"（《灵枢·阴阳二十五人》）

3.2 火形人

"火形之人，比于上征，似于赤帝。其为人赤色广（月引），脱面，小头，好肩背，髀腹小手足，行安地疾心，行摇肩背肉满。有气轻财少信多虑，见事明好颜，急心不寿暴死。能春夏不能秋冬，秋冬感而病生，手少阴，核核然。"（《灵枢·阴阳二十五人》）

3.3 土形人

"土形之人，比于上宫，似于上古黄帝，其为人黄色圆面、大头、美肩背、大腹、美股胫、小手足、多肉、上下相称行安地，举足浮。安心，好利人不喜权势，善附人也。能秋冬不能春夏，春夏感而病生，足太阴，敦敦然。"（《灵枢·阴阳二十五人》）

3.4 金形人

"金形之人，比于上商，似于白帝，其为人方面白色、小头、小肩背、小腹、小手足如骨发踵外，骨轻。身清廉，急心静悍，善为吏，能秋冬不能春夏，春夏感而病生。手太阴，敦敦然。"（《灵枢·阴阳二十五人》）

3.5 水形人

"水形之人，比于上羽，似于黑帝，其为人，黑色面不平，大头廉颐，小肩大腹动手足，发行摇身下尻长，背延延然。不敬畏善欺绍人，戮死，能秋冬不能春夏，春夏感而病生。足少阴，汗汗然。"（《灵枢·阴阳二十五人》）

4 中医对中国人体质的九种分类

中医还根据阴、阳、虚、实，对中国人的体质总结了九种类型。

4.1 平和体质

体型匀称、健壮，面色、肤色润泽，头发稠密有光泽、目光有神、鼻色明润、嗅觉通利、唇色红润、不易疲劳、精力充沛耐受寒热、睡眠良好，胃纳佳，二便正常，舌色淡红，苔薄白，脉和缓有力。性格随和，开朗。平素患病较少。对自然环境和社会环境适应能力较强。

4.2 气虚体质

肌肉松软、不实。平素语音低弱、气短、懒言，容易疲乏，精神不振，易出汗，舌淡红，舌边有齿痕，脉弱。性格内向，不喜冒险。易患感冒，内脏下垂等病，病后康复缓慢。不耐受风、寒、暑、湿邪。

4.3 阳虚体质

肌肉松软、不实。平素畏冷，手足不温，喜欢热饮食，精神不振，舌淡胖嫩，脉沉迟。性格多沉静内向。易患痰饮、肿胀、泄泻等病，感邪易从寒化。耐夏不耐冬，易感风、寒、湿邪。

4.4 阴虚体质

体形偏瘦。手足心热、口燥咽干，喜欢冷饮，大便干燥，舌红少津，脉细数。性格急躁，外向好动、活泼。易患虚劳、失精、不寐等病，感邪易从热化。耐冬不耐夏，不耐受暑、热、燥邪。

4.5 痰湿体质

体形肥胖、腹部胖满、松软。面部皮肤油腻较多，多汗且黏，胸闷痰多、口黏腻或甜，喜食肥甘甜腻，苔腻、脉滑。性格偏温和稳重，多善于忍耐。易患消渴、中风，胸痹等病。对梅雨季节及湿重环境适应能力差。

4.6 湿热体质

形体中等或偏瘦。面垢油光，易生痤疮，口苦口干，身重困倦，大便黏滞不畅或燥结，小便短黄，男性阴囊潮湿，女性易带下增多，舌质偏红，苔黄腻，脉滑数。容易心烦急躁。易患疮疖、黄疸、热淋等病。对夏末秋初湿热气候，天气偏高环境较难适应。

4.7 血瘀体质

胖瘦均见。肤色晦暗，色素沉着，容易出现淤斑，口唇黯淡，舌暗或有瘀点，舌下络脉紫黯或增粗，脉涩。易烦、健忘。易患症瘕及痛症、血症等。不耐受寒邪。

4.8 气郁体质

形体瘦者为多。神情抑郁，情感脆弱，烦闷不乐，舌淡红，苔薄白，脉弦。性格内向不稳定、敏感多虑。易患脏躁、梅核气、百合病及郁症等。对精神刺激适应能力较差，不适应阴雨天气。

4.9 特禀体质

过敏体质者，一般无特殊，先天禀赋异常者或有畸形，或生理缺陷。过敏体质者常见哮喘、风团、咽痒，鼻塞喷嚏等；患遗传性疾病者，有垂直遗传、先天性、家族性特征，患胎传性疾病者，具有母体影响胎儿个体生长发育的相关疾病特征。随禀质不同情况各异。过敏体质者易患哮喘、荨麻疹、花粉症及药物过敏等；遗传性疾病，如：血友病、先天愚型等；患胎传性疾病，如五迟（立迟、行迟、发迟、齿迟和语迟）、五软（头项软、手软、足软、肌肉软、口软），解颅、胎惊等。适应能力差，如过敏体质者，对易致过敏季节适应能力差，易引发宿疾。

5 经络——人体器官的调节器

经络是人体脏器的指挥调节器。从生物的进化过程中，早期的低等动物并没有大脑，经络系统是这些动物体内主要调节各个脏器的机构。"经络"是中医用了几千年的名词，中国人数千年前就发现某些人生病时身体会出现红色发烫的线条，按摩那些线条可以治疗疾病。那种人一般称之为经络人，只有很少人有这种情形。经络分为经脉和络脉，其中经脉是主干，在一般的中医经络图中主要画的就是经脉。络脉是经脉的分支，几乎遍布全身。

十二正经再加上人体躯干前侧的任脉和后侧的督脉，一共有十四条主要的经络，彼此之间有错综复杂的关系。不通则痛。多数不明原因的疼痛可能都是经络痛，当人体脏器的能力不足时，经络才会痛，多数时候必需触压才会有痛感，到了问题很严重时，才会不碰也痛。

6 中国传统古法和哈达瑜伽都是为疏通经络而设计的

中国传统的方法"五禽戏""八段锦""易筋经"都对通经络有帮助。哈达瑜伽体式练习中，对疏通经络更是效果明显。通常在拉伸到一定程度时会刺激人体主要的经络，加上瑜伽动作几乎涉及身体的任何部位，所以有时我们并不一定要知道身体的特定经络，只要全方位的拉伸就可以使大部分经络得到疏通。有时在拉伸的过程中会有痛感，到了这个点时有两种情况，一是可能这里有经络堵塞现象，二是拉到极致时造成的物理性的经络临时堵塞。当然如果了解人体主要经络的走向，有针对性的设计练习动作，就可以快速精准地疏通该经络来提高效率。

7 中医的六大健康标准

睡眠，一觉到天亮；胃口正常，食之有味，但不过饱；大便，每天早起第一件事是排便，大便成型，软硬适中；小便，每天5~7次，小便量大，颜色淡黄；阳反应，男人每天早晨醒来有阳举，女人则感觉乳房胀满；一年四季，永远头面身体冷，手脚温热；过与不及均为出现症状，及时调理，比较容易恢复，就不会有大病发生。

8 四季变化规律

《黄帝内经·素问·四气调神大论》有以下描述：

"春三月，此谓发陈。天地俱生，万物以荣，夜卧早起，广步于庭，被发缓形，以使志生；生而勿杀，予而勿夺，赏而勿罚，此春气之应，养生之道也。逆之则伤肝，夏为寒变，奉长者少。

夏三月，此谓蕃秀。天地气交，万物华实，夜卧早起，无厌于日，使志无怒，使华英成秀，使气得泄，若所爱在外，此夏气之应，养长之道也。逆之则伤心，秋为痎疟，奉收者少，冬至重病。

秋三月，此谓容平。天气以急，地气以明，早卧早起，与鸡俱兴，使志安宁，以缓秋刑，收敛神气，使秋气平，无外其志，使肺气清，此秋气之应，养收之道也。逆之则伤肺，冬为飧泄，奉藏者少。

冬三月，此谓闭藏。水冰地坼，勿扰乎阳，早卧晚起，必待日光，使志若伏若匿，若有私意，若已有得，去寒就温，无泄皮肤，使气亟夺，此冬气之应，养藏之道也。逆之则伤肾，春为痿厥，奉生者少。"

"夫四时阴阳者，万物之根本也。所以圣人春夏养阳，秋冬养阴，以从其根，故与万物沉浮于生长之门。逆其根，则伐其本，坏其真矣。故阴阳四时者，万物之终始也，死生之本也，逆之则灾害生，从之则苛疾不起，是谓得道。道者，圣人行之，愚者佩之。从阴阳则生，逆之则死；从之则治，逆之则乱。反顺为逆，是谓内格。"

瑜伽源自印度，印度人生长的环境、食物、气候和人种与我们还是有许多不同，如果照抄照搬他们的食谱、生活方式和练习方式一定会有问题。瑜伽到了中国必须要本土化，也就是我一直强调的中国化。瑜伽中国化不是简单地把瑜伽变成五禽戏或八段锦，而是让瑜伽适合中国人的体质类型、气候、食物，作出相应的调整。比如，按照中国的气候节奏"春生、夏长、秋收和冬藏的四季特点"，来设计动作类型、安排和调节练习的频率。把容易出汗的、节奏较快的练习放在夏天，而节奏较慢的、比较安静的练习放在冬天。如果把某一套编排（无论来自印度还是来自欧美），硬生生地搬过来，没有经过"消化"就教给中国的练习者，结果就会有"消化不良"和"水土不服"的情况出现。中国的瑜伽导师应该将瑜伽内化后，用中国人熟悉的语言、中国人熟悉的文化、中国人的体质类型、中国人的四季节奏、中国人的生物钟、中国人的饮食特点……将瑜伽不扭曲地传递给中国的练习者。

瑜伽要中国化，必须对中国的传统文化有深刻的了解。根植于中国文化，才能将外来的方法为我所用，才能真正不让它的精髓流失变形。

第三节　现代解剖及生理描述

现代生理学是建立在解剖学基础上的，从细胞到组织再到系统，根据人体的功能将人体分为八个系统：运动系统、神经系统、内分泌系统、循环系统、呼吸系统、消化系统、泌尿系统、生殖系统。有些划分把皮肤和感觉器官单独列出来；最近一些生理学教程把免疫系统单独列出，并将泌尿和生殖合并为泌尿生殖系统，所以就有八大系统、九大系统和十大系统的不同表述。这些系统协调配合，使人体内各种复杂的生命活动能够正常进行。

西方医学是建立在解剖生理学、组织胚胎学、生物化学与分子生物学的基础上形成的学科，现代西方医学体系中的诊断技术更多的是借助先进的医疗仪器设备和实验室做出对疾病准确的诊断。

我们再来看看西医对健康的定义，根据《简明不列颠百科全书》1985 年中文版的定义是："健康，使个体能长时期地适应环境的身体、情绪、精神及社交方面的能力。"1978 年世界卫生组织（WHO）给健康的定义，衡量是否健康的十项标准：精力充沛，能从容不迫地应付日常生活和工作；处事乐观，态度积极，乐于承担任务，不挑剔；善于休息，睡眠良好；应变能力强，能适应各种环境变化；对一般感冒和传染病有一定的抵抗力；体重适当，体态均匀，身体各部位比例协调；眼睛明亮，反应敏锐，眼睑不发炎；牙齿洁白，无缺损，无疼痛感，牙龈正常，无蛀牙；头发光洁，无头屑；肌肤有光泽，有弹性，走路轻松，有活力。

无论是古印度的阿育吠陀对健康的表达和中国传统医学对健康的表达，还是现代西方医学对健康的描述，都值得我们去审视和思考；无论是有形的还是无形的，以开放的态度去接纳学习，会让我们更接近真相。

在进入现代科学的部分之前，我还是要做一些解释。瑜伽的练习需要带着"科学精神"，但不要迷信科学。科学精神，是要有勇气去探索生命中未知的部分，去实践，去印证，而不是盲目地相信一个学说或某些结论。

有一次，一个学生来找我，他被一些身体问题所困扰，为此他找了很多专家，也查阅了很多资料，但问题并没有解决。当他来到我们这里时，说："我的问题是髂腰肌紧张、前锯肌无力、斜方肌上缘劳损……引起的。"而给他做了评估后，发现他身体上的这些问题并不严重，引起他紧张的是他的这些"知识"，当他了解到某块肌肉紧张带来的身体症状时，立刻这个症状就会出现。这种现象我在给体育系学生上"运动损伤"课的时候也常出现。当我在分析各种运动损伤带来的症状时，学生中就会有许多人出现相同的症状。当我跟医学院的老师聊起这个现象，他说他在上"病理分析"课的时候，也有很多学生会有同样的病症反应，应该是心理作用。

还有一些案例，评估下来问题严重得多，那些人并没有解剖学知识，不知道肌肉叫什么。他们会在老师的引导下，带着觉知地练习，结果反而很好。一段时间练习后，让他们对身体有了一种敏感度，只要身体的某些部分出现不适，就能主动地通过改变身体姿势来调整，不会等到肌肉出现劳损。

学习科学知识和理论在很多情况下可以为实践提供参考，让我们更有效率地进入探索。而实践和反复练习才是改变自己的唯一途径，练习可以将知识转变成体验，没有体验的知识是死的，将知识通过练习转化成体验，并将知识内化后，这样的知识是活的。光有知识没有实践，只能在"纸上谈兵"；光有体验没有知识，虽然可以解决自己的问题，但无法分享。

学习不要停留在理论、学说、流派和经典语录上。理论、学说、流派和经典语录都是为实践服务的。我们要带着这样的科学精神，进入现代解剖和生理的学习之中。

一　现代解剖的表达方式

这些年由于教学和练习的需要，解剖学和生理学使用的频率较高，尤其是在瑜伽师资培训和实际教学中。用现代解剖学和生理常识及其术语来表达和分析瑜伽动作，可以更简洁和清晰。另外在判断和发现体位练习中的一些身体障碍时，用解剖学的知识，可以帮我们更快地找到障碍做出调整，并可以准确判断动作过程中协同肌群和拮抗肌群的关系，及时避免伤害，提高练习效率。下面我们先熟悉一下解剖学的语言，解剖学的语言就是一个约定俗成的术语，学习之前先要了解这样的约定。

1 基本方位

解剖学姿势（中立位或正位）这个姿势（见图2-3-1）：身体直立，面朝前，两腿略分开，脚尖朝前，手臂自然下垂，掌心向前。在瑜伽体位练习中，要使用解剖学术语时，我们都要把人体还原到解剖学姿势（中立位或正位），无论身体是俯卧位、仰卧位、横位、倒置或只是身体的一部分，都应以中立位来描述。

（1）内侧和外侧	（6）轴：	（7）面：
（2）近端和远端	垂直轴	矢状面
（3）前部和后部	矢状轴	冠状面
（4）上部和下部	冠状轴	水平面
（5）浅层和深层		

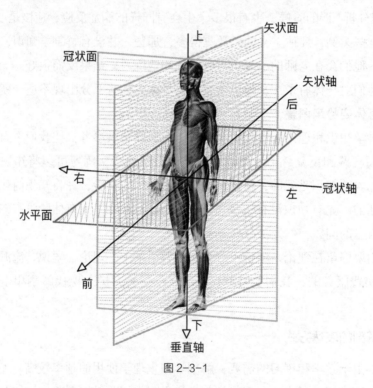

图 2-3-1

现代哈达瑜伽的练习出现了不少新名词，"顺位法"就是其中之一。瑜伽练习的"顺位法"是以解剖学的正位为基准，使每一个瑜伽动作符合这个准线，并逐渐达到"精准"。但在实际练习的过程中，由于每一个个体的差异性，在顺着中立位的基准线做动作的时候，往往会有偏差，没有人可以"绝对精准"，但是在这个练习的过程中会发现身体存在的障碍并通过练习加以克服，另外也给练习者找到一个参考方位。人体结构的复杂性和可能性远比我们想象的要大很多，顺位法是基于解剖方位的一种练习方法，但并非唯一绝对的练习方法，瑜伽体位练习的过程不能被某一种方法束缚，了解人体的解剖结构会对身体练习有一定帮助，同时也可避免不必要的伤害。

2 在不同方位上发生的动作命名

2.1 屈曲和伸展

这是发生在矢状面上的两个方向相反的运动，屈曲是躯体和四肢向前（除膝关节外）弯曲的移动，用另一种简单的说法就是减少关节的角度，凡是减少关节角度的身体移动就叫屈曲，屈曲是远离正位的移动。例如：英雄坐的变体（见图2-3-2），除了肘关节和手腕手指关节，其他所有关节都处在屈曲位。

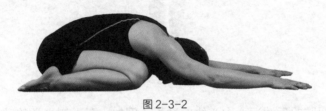

图2-3-2

伸展是增加关节的角度，使身体恢复到中立位的移动。但是我们有时会让身体伸展到超过中立位，这样的伸展叫过度伸展（或叫超伸）。这里要说明的是，超伸是身体在运动中的一种状态，这种状态是身体一种很正常很自然的运动，在运动及瑜伽的体位练习中我们会经常遇到这样的状态，超伸是指超过身体中立位的伸展程度，我们不必把超伸看得太可怕，只要在身体的控制范围内超伸，是很正常的运动。例如，蝗虫的变体（见图2-3-3）。

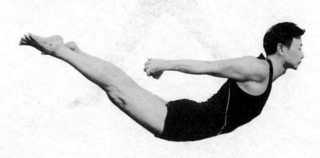

图2-3-3

2.2 内收和外展

这是发生在冠状面上的两个方向相反的运动，内收是向中心线移动四肢的运动，例如，双臂向下体前交叉，肩关节的内收（见图2-3-4）。

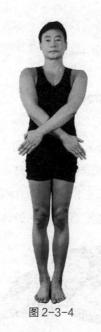

图 2-3-4

外展是指四肢的运动远离中心线的过程，例如，双手侧平举的动作，肩关节的外展（掌心朝下肩关节还带有内旋）（见图 2-3-5）。

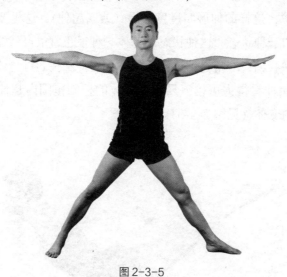

图 2-3-5

2.3 旋和转

这是发生在水平面上的身体运动，它以中心线为基准，分为内旋（向着中心线）和外旋（远离中心线）。例如，站立时将脚尖向外会引导髋关节的外旋，脚尖收回髋关节做内旋。还有许多扭转的动作，会是脊柱在水平面上转动，如摩天式加转体（见图 2-3-6）。

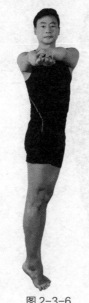

图 2-3-6

2.4 环转

运动环节以近侧端为支点，绕冠状轴、矢状轴以及它们之间的中间轴做连续的圆周运动。此运动可描绘成一个圆锥体图形的运动，故又称圆锥运动，如上肢在肩关节处做向前或向后的绕环运动（见图 2-3-7）。

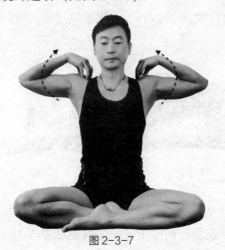

图 2-3-7

2.5 水平屈伸

运动环节在水平面内绕垂直轴做前后运动，在生活中少见，如肩关节外展 90°后再向前运动称水平屈，也就是通常说的前平举，如摩天式变体（见图 2-3-8）。

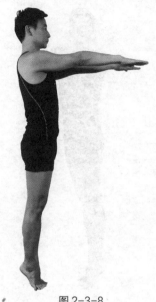

图 2-3-8

3 不同运动方位肌肉群的解剖命名

知道身体在不同方位的运动后，我们还要进一步对引起这些运动的肌肉作一些了解，我们把引起身体屈曲的肌肉群称为屈肌，把引起身体伸展的肌肉群称为展肌，屈肌和展肌是一对方向相反的肌肉群，屈肌收缩时展肌就会伸展。例如，体前屈的动作双腿背部伸展（见图 2-3-9），如果展肌（臀大肌、腘绳肌）的伸展不充分会影响前屈的幅度。

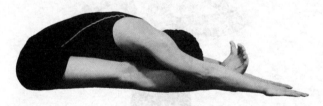

图 2-3-9

我们把引起内收和外展运动的肌肉群，称为内收肌群和外展肌群。同样，把引起旋转的肌群称为旋转肌群，例如莲花坐姿（见图 2-3-10），肌肉称为髋关节需要外旋，那么大腿的内旋肌就要伸展，如果内旋肌的伸展不充分就会影响髋关节的外旋程度。

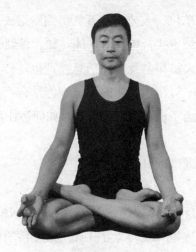

图 2-3-10

由此可见，当我们知道正在做的运动时，那么只要实现其相反方向肌肉群的伸展，就可以将动作很好的完成。

4 肌肉群的"协同"和"拮抗"关系

肌肉之间相互支持的关系叫协同关系，也叫协同肌。当我们完成一个瑜伽动作时，往往是一群肌肉相互支持来完成的。肌肉之间相互限制的关系叫拮抗关系，也叫拮抗肌。这也是一群肌肉，要完成一个瑜伽体位，哪怕是再简单的体位，也都是动用全身众多肌肉，通过协同、拮抗和稳定来完成的。

二 人体基本单位

1 细胞

了解细胞的目的是要大家有一个"整体"观，如此复杂的人体结构源自一个受精卵细胞。学习解剖学知识一定要有整体观，否则会产生误解（见图 2-3-11）。

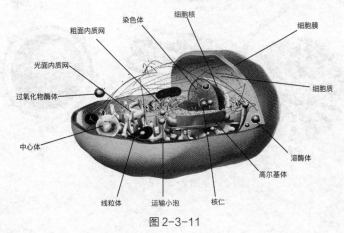

图 2-3-11

细胞是组织的基本活单位，人体由数万亿个细胞组成，有超过 200 种不同类型的细胞。每种细胞执行特有的功能。如，骨细胞在体内形成和再生骨骼；神经细胞在大脑和全身传递信息，产生动作；血液中细胞携带氧气和促进免疫系统；男性和女性的生殖细胞结合产生后代；每个类型细胞内的基因信息充当了说明书，告诉细胞如何运作和复制。

细胞与组织

1.1 细胞膜

隔离、运输、传导及通讯、识别。

1.2 细胞质

核糖体（遗传信息的转录和翻译，DNA 传递给 RNA，再从 RNA 传递给蛋白质）；内质网（蛋白质合成）；高尔基体（蛋白质分类）；溶酶体（降解细胞废旧部分）；线粒体（能量工场 ATP）；中心体（有丝分裂有关）。

1.3 细胞核

DNA、RNA 及多种蛋白质。

2 细胞的种类

身体中包括超过 200 种不同类型的细胞，每种细胞经过分化作用执行其指定的功能。体细胞（包括生殖细胞外的全部人体细胞）起源于受精卵。随着胚胎中细胞的分裂和繁殖，它们根据遗传密码中激活的部分在形状和结构上发生改变，这个过程叫细胞分化（见图 2-3-12）。

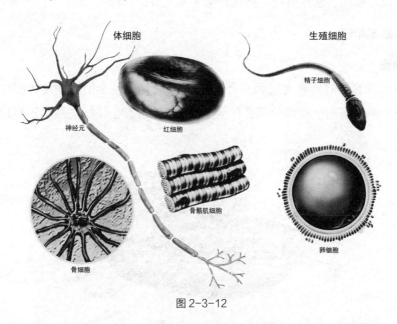

图 2-3-12

从受精卵到桑葚期（就是卵裂到 32 细胞之前的细胞）的胚胎细胞，是全能型细胞，它们可以分化成所有其他种类的细胞。经过分化的细胞，其基因表达受到抑制，一些分化成多能干细胞，一些分化成专能干细胞。

3 生命从这里开始

精子与卵子会合后，形成受精卵，生命开始了。卵子受精后，不断分裂。这团细胞从输卵管进入子宫时（4 天），分泌出液体，于是膨胀成一个空心球，叫做胚泡。胚泡着床（6 天）后其细胞继续进行分化，3~8 周后形成胚胎（外胚层、中胚层及内胚层）。8 周后到出生前为胎儿期。

生殖过程

外胚层分化成：皮肤、毛发、脑、神经系统等；

中胚层分化成：骨骼、肌肉、血液系统、循环系统及泌尿生殖系统的大部分；

内胚层分化成：内脏器官、消化系统、呼吸系统及有关腺体等。

自胚胎期开始细胞分裂 50 次以上，分裂周期平均为 2.4 年，从而推算出人类最高寿命至少是 120 岁。

三 神经系统

神经系统包括脑、脊髓和全身神经。这些结构内部是能够传导电信号并将信息快速传遍全身的特殊神经系统细胞。身体机能、肌肉运动和感觉信息的传递，都是由大脑向全身发送信息和外周神经向大脑发送信息协调的。

神经系统

1 神经系统的解剖结构

神经系统是人体的通讯和控制网络，包括中枢神经和周围神经系统。

1.1 中枢神经

中枢神经系统包括大脑和脊髓，前者容纳于颅骨之中，后者则容纳于椎管之中；大脑和脊髓在寰椎的上缘相连接。中枢神经系统和外周神经系统一起，负责机体各个程序的联系和整合，以及有机体对其环境的反应和调节（见图 2-3-13）。

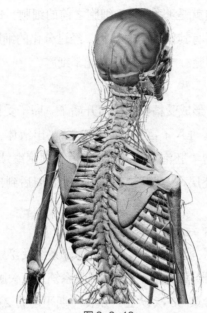

图 2-3-13

　　大脑：大脑是负责高等智力功能和思维的脑部区域。大脑皮层处理感觉和运动信息，基底节协调已学习的运动。大脑纵裂将大脑划分为两个半球，两个脑半球之间通过胼胝体相连。每个脑半球包含一个大的侧脑室，通过透明纵隔与另一侧分开。大脑表面覆盖有脑回（皱褶），有浅的裂纹（称为脑沟）将其分开。思想、决策和活动（包括说话、感觉判断、嗅觉、味觉和记忆）均发生在每个脑半球的四个小叶中（前叶、颞叶、顶叶和枕叶）。脑半球在功能上是不对称的，一侧的脑半球仅执行某些功能。前脑的基部是大脑的脑核（左右），从大脑皮层输入的信息在此被加工处理成为输出信息（思维、决定、动作）。大脑的外部区域——大脑皮层，由呈灰色的细胞构成，通常将其称为"灰质"。大脑皮层的不同部分处理不同类型的信息。运动信号主要从前皮层传出，而感觉信号在皮层的后部区域接收和处理。相关区域负责复杂的协调以及感觉和运动功能的集成。大脑功能区域（见图 2-3-14）。

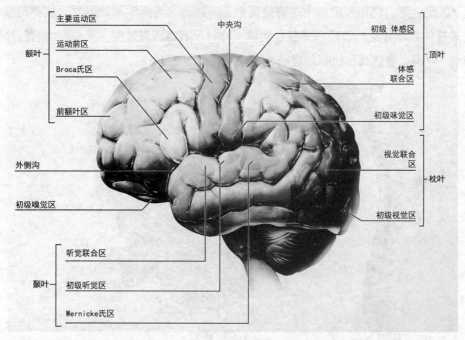

图 2-3-14

基底神经节：是围绕丘脑的一组神经核。这些结构通过处理来自大脑皮层的感觉和运动信息来调控机体活动。大脑皮层和基底神经节（见图 2-3-15）。

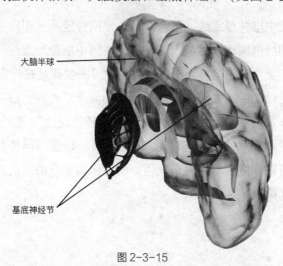

图 2-3-15

脊髓：脊髓是中枢神经系统的两大结构之一，纵长结构似圆柱形，占据椎管的上三分之二段。男性的平均长度是 45 厘米，女性是 42 至 43 厘米；其重量约 30 克。脊髓从寰椎上缘延伸到第一腰椎下缘或第二腰椎上缘。在此之上，大脑相延续; 在此之下, 则止于椎形末端脊髓圆椎。一种称之为终丝的纤维丝, 从脊髓圆椎尖端延伸到尾骨第一节段。脊髓和大脑一样并没有填满脊髓腔, 从外至内有三层膜包绕: 硬膜、蜘蛛膜和软膜。脊髓及横截面 (见图 2-3-16)。

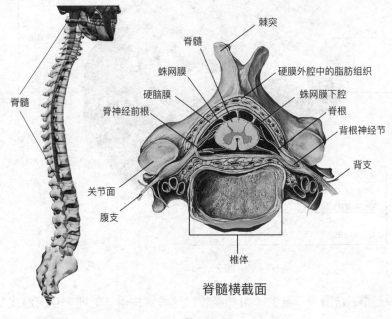

脊髓横截面

图 2-3-16

脑和脊髓构成中枢神经系统 (包括非自主中枢神经系统和自主中枢神经系统), 大脑控制非自主神经也叫运动神经系统, 它受大脑中枢神经支配。自主神经也叫植物神经系统, 它不受大脑中枢神经支配, 自主神经的功能是在日常过程中 (如进食、呼吸等) 或在应急活动中 (如战斗、逃跑等增加额外活动等) 被激活的。它的中枢位于下丘脑、脑干和脊髓。在活动时增加交感神经系统活跃度, 来提高身体功能。交感神经由脊髓的腰段和胸段发起 (见图 2-3-17)。副交感神经在静息时活动, 副交感神经活跃时可以降低心率, 缩小气道, 助消化活动及泌尿活动。副交感神经由脑干和骶髓发起 (见图 2-3-18)。

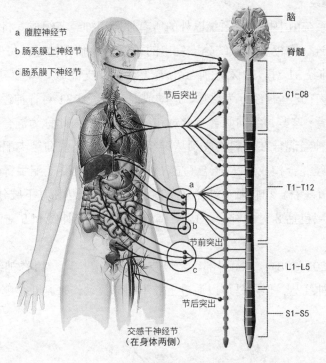

a 腹腔神经节
b 肠系膜上神经节
c 肠系膜下神经节

脑

脊髓

节后突出

C1-C8

T1-T12

a

b

节前突出

c

L1-L5

节后突出

S1-S5

交感干神经节
（在身体两侧）

图 2-3-17

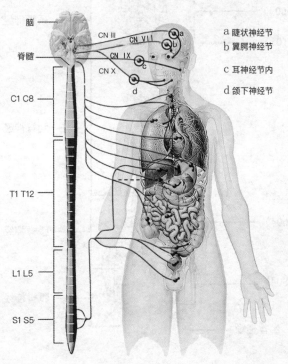

脑

脊髓

CN III

CN VII

CN IX

CN X

a

b

c

d

a 睫状神经节
b 翼腭神经节
c 耳神经节内
d 颌下神经节

C1 C8

T1 T12

L1 L5

S1 S5

图 2-3-18

1.2 周围神经

周围神经系统由中枢神经系统以外的所有神经和神经节组成，将其与全身机体区域的组织相连。中枢神经系统分支发出的神经称为脑脊神经。每侧各 43 对；头颅 12 对，脊神经 31 对。12 对颅神经附着于大脑，支配眼、耳和其他感觉器官，以及头颈部肌肉；这些神经分为感觉、运动或混合神经。31 对脊神经连接胸部、腹部、四肢和脊背；这些神经同时含有感觉和运动纤维，因此称为混合性神经。发自颈区上部的脊神经混合在一起构成颈丛神经（左右）；这些神经支配颈部。颈下段和胸上段的神经混合构成臂丛神经（左右）；这些神经主要支配手臂。其他两个重要区域是胸部（左右）和腰骶丛神经（左右），腰丛、骶丛和其下肢分支聚集而成。

脊神经区域包括 8 对颈神经，12 对胸神经，5 对腰神经和 5 对骶神经（见图 2-3-19）。

颈神经（C01-C08）：支配肩部、上肢皮肤和肌肉，这一组脊神经错综交织形成相当复杂的神经丛，但还是可以通过上肢不同部位动作来判断是哪一条神经根的问题。

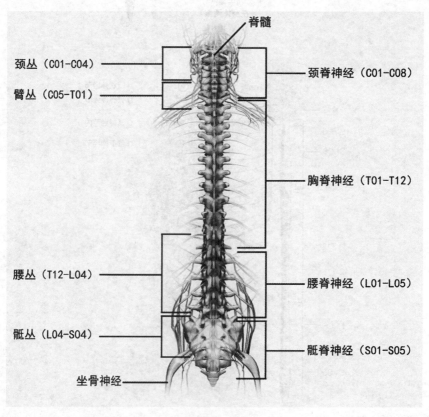

图 2-3-19

胸神经（T01-T12）：支配胸部和腹部，与其他脊神经不同的是它没有形成神经丛。每根胸神经与交感干邻近神经节相连，后支配躯干后部，下支配腹壁和臀部皮肤。

腰骶神经（L01-S05）：支配下肢、部分腹部、盆腔的肌肉和皮肤。这组脊神经也同样形成了相互交织的复杂的神经丛，我们习惯叫腰丛神经和骶丛神经。腰丛神经是源于脊神经 T12-L04 的腹侧支，腰丛神经有三根大神经生殖股神经、外侧大腿皮肤神经和股神经。这些神经支配着腹部、大腿、臀部肌肉和皮肤。骶丛神经源自脊神经 L04-S04 的腹侧支，来自该神经丛的两个大神经是坐骨神经和阴部神经。坐骨神经从股骨后面穿过，并在膝部分支成为胫神经和腓神经，还有一条会阴神经支配会阴部肌肉和生殖器的皮肤。

1.3 神经递质

神经递质是神经元之间或神经元与效应器细胞如肌肉细胞、腺体细胞等之间传递信息的化学物质。根据神经递质的化学组成特点，主要有胆碱类（乙酰胆碱）、单胺类（去甲肾上腺素、肾上腺素、多巴胺和 5- 羟色胺等）、氨基酸类（兴奋性递质如谷氨酸、天冬氨酸、Υ- 氨基丁酸、甘氨酸和牛磺酸等）和多肽类（神经肽）、嘌呤类（腺苷、腺苷三磷酸和气体物质一氧化氮等）等。在神经元的信息传递过程中，当一个神经元受到来自环境或其他神经元的信号刺激时，储存在突触前囊泡内的递质可向突触间隙释放，作用于突触后膜相应受体，将递质信号传递给下一个神经元。神经递质主要以旁分泌方式传递信号，因此速度快、准确性高。递质信号的终止可依赖于突触间隙或后膜上相应的水解酶分解破坏，或者被突触前膜特异性递质转运体重摄取。

现代科学发现，这些神经递质的变化会引起不同的心理波动。比如：多巴胺是一种能带来能量和动力的神经递质，不仅能左右人的行为，还参与爱情活动，激发人对异性情感的产生。当我们经历新鲜刺激和具有挑战性的事情时，大脑中就会分泌多巴胺。它是一种让人上瘾的化学物质，它能激发我们去寻找生存所需的东西。

血清素（5- 羟色胺）是另外一种影响心情的神经递质，它是一种能产生愉悦情绪的信使，几乎影响到大脑活动的每一个方面：从调节情绪、精力、记忆力到塑造人生观。它还可以影响心血管和肠胃系统的活动，血清素可以使人放松。

内啡肽是一种可以让人感觉快乐的神经递质，身体锻炼可以促进内啡肽的分泌，还可以分散日常生活当中过度的忧虑和担心。它是一种具有类似吗啡作用的肽类物质，能与吗啡受体结合产生跟吗啡、鸦片剂一样的止痛效果和欢快感，等同于天然的镇痛剂。内啡肽可以抑制疼痛信号的传递，也被称为"快乐荷尔蒙"或者

"年轻荷尔蒙"，这种荷尔蒙可以帮助人们保持年轻快乐的状态。

催产素是哺乳动物神经垂体激素，在雌性哺乳动物生产时大量释放，扩张子宫颈和收缩子宫，促进分娩，分娩后催产素也会刺激乳头，促进乳汁产生。催产素，又被称为"爱的荷尔蒙"，在男女体内均存在，恋爱中的男女由于催产素的作用，彼此之间产生强大的依恋与忠诚。它也可以通过抚摸、按摩、拥抱、性爱等温暖举动而产生。

肾上腺素是通过肾上腺和特定神经分泌的，当人经历某些刺激（例如兴奋、恐惧、紧张等）就会分泌出这种化学物质，它能让人呼吸加快，心跳和血液流动速度加快，瞳孔放大，为身体活动提供更多的能量，使反应更加快速。肾上腺素会使心脏收缩力上升。

在瑜伽的体位练习、呼吸及冥想过程中，可以促使这些神经递质的释放；这也是为什么一些瑜伽爱好者，觉得练习一段时间像是上瘾了一样。那些快乐的、放松的、爱的体验让瑜伽练习变得很美好。很多人工作紧张了，压力大了，跟家人吵架了……只要来练习一节课，就会释然并快乐起来。

2 神经系统决定活动模式

每个人都有自己固有的活动模式，这种模式的形成很复杂，有遗传带来的，比如有些人天生肌肉较紧或较松；有后天模仿父母而形成的习惯；不同工作性质形成的职业模式；长期从事某种运动形成的模式等等。当一个人因为长期过度或很少使用肌体的某些局部时，会造成这些局部的过度紧张或过度松弛，身体的这种不平衡会带来精神的压力，并形成不同的性格特征。

神经系统是形成这些模式的关键，如果我们长期重复某个动作，就会形成条件反射，我们在完成这些习惯性动作时根本就不用通过头脑。人们要打破固有的动作模式时，头脑就会出现许多复杂的信息，来阻碍新的动作模式。有人做过这样的实验，将一个人完全麻醉，你可以将他的身体摆出许多平时难以达到的动作姿势来。又比如，一个喝醉酒的人，他可以以一个难以置信的姿势睡着。

神经系统是肌肉的三种运动方式的推动者，神经的活跃使肌肉紧张，神经的放松使肌肉伸展。因此当我们希望使肌肉得到更大的伸展时，就必须放松神经，相反就要集中精神。

骨骼系统、结缔组织、肌肉系统和神经系统构成支持和阻碍人体运动的要素。明白了这些要素后，接下来让我们进一步深入瑜伽体位练习中关于骨骼和肌肉的分析。

四　骨骼系统

1　骨骼类型

骨骼中有 5 种类型的骨头: 长骨、短骨、扁平骨、不规则骨、籽骨。骨的形状与其功能有关 (见图 2-3-20)。

人体骨骼

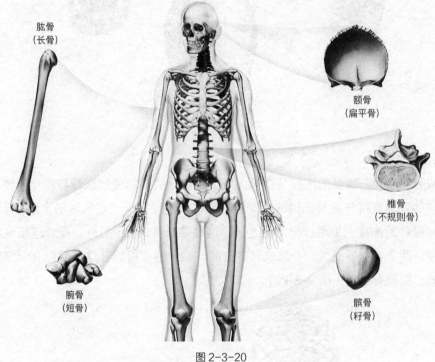

肱骨
（长骨）

额骨
（扁平骨）

椎骨
（不规则骨）

腕骨
（短骨）

髌骨
（籽骨）

图 2-3-20

2　骨骼的基本功能

（1）保护，如颅骨像一个头盔保护着我们的大脑; 心脏和肺有胸腔保护。

（2）储存矿物质，骨骼中含有大量的钙、磷、盐及其他有机物和无机物。

（3）人体骨骼还具有产生红细胞的功能。

（4）支撑和肌肉依附的框架，有了骨骼的支撑，人体才会有完整而相对稳定的外形。

（5）运动，骨骼的运动发生在骨与骨的连接处，也就是关节。

3　骨与骨的连接（关节）

3.1 纤维韧带连接

这一类关节的运动是非常有限的，如颅骨上的缝合线，颅骨由 23 块形状和大小不同的扁骨和不规则骨组成（中耳的 3 对听小骨未计入）。除下颌骨及舌骨外，其余各骨彼此由粗厚的纤维韧带牢固连结（见图 2-3-21）。

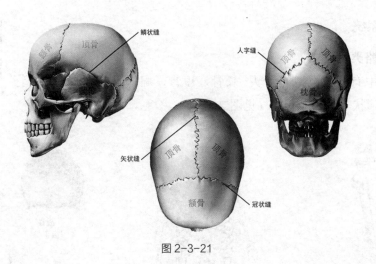

图 2-3-21

3.2 软骨连接

　　胸腔中肋骨与胸骨的连接是软骨连接，大部分肋骨都通过软骨与胸骨连接，没有一块肋骨是直接与胸骨连接的，这样的连接使胸腔有了一定的活动余地；脊柱上椎骨与椎骨的连接，是通过椎间盘连接，这也是软骨连接；另外，耻骨连接也是软骨连接，两个骨盆就是通过一块软骨连接的。软骨连接可以让这些部位有一定的活动功能，但很有限（见图 2-3-22）。

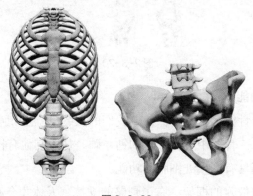

图 2-3-22

3.3 滑囊连接

　　这一类关节的活动性最强，分布最广，如手指和脚趾关节、手腕和脚踝、肘关节和膝关节、肩关节和髋关节。它们都有着相同的构造：关节囊、关节面和关节腔（见图 2-3-23）。

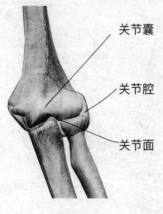

关节囊

关节腔

关节面

图 2-3-23

五　瑜伽练习中常见的关节风险

瑜伽的动作非常多，有一些动作如果重复次数很多，而刚好是解剖学的薄弱环节，如果没有注意这些解剖结构的特殊性，而一味追求动作的外部造型，忽略风险的存在，很可能造成不必要的伤害。

1　手掌的结构及练习中风险预防

手掌部包括腕前区、手掌和手指掌面三区。手掌界于腕部与手指之间，手掌的中央部凹陷，即手心，手掌的外侧部隆起称为鱼际，内侧部的隆起叫做小鱼际。腕前区指腕骨及桡腕关节和腕掌关节的前面，是前臂屈肌腱、神经、血管到达手掌的通路。手指掌面，又称为指腹，包括手指前面所有的软组织。

屈肌支持带又叫腕横韧带，是前臂深筋膜在腕部的增厚，横架于腕骨沟的上方，尺侧附于豌豆骨和钩骨，桡侧附于舟骨和大多角骨，与腕沟共同构成腕管。指浅、深屈肌腱及包绕它们的屈肌总腱鞘、拇长屈肌腱及腱鞘、正中神经均通过腕管进入手掌。桡侧腕屈肌腱穿屈肌支持带的桡侧部（各桡侧腕骨）止于第 2 掌骨底，而尺神经和尺动脉经屈肌支持带的浅面和与掌腱膜相连的筋膜（腕掌侧韧带）之间，（又名尺侧腕管），进入手掌（见图 2-3-24）。

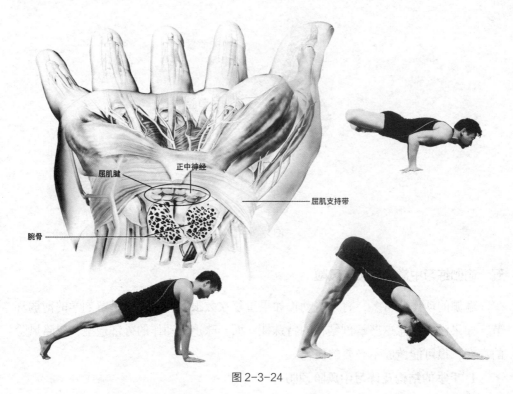

屈肌腱　　正中神经

屈肌支持带

腕骨

图2-3-24

现代哈达瑜伽练习中由于串联的需要，许多动作都有通过上犬和下犬以及四柱式来串联，使得腕管部位很容易受到过度的挤压而引起劳损。避免这一风险的做法是：练习时改变手与地面接触的方式，保持手掌紧张主动，使手指和指根将力量分散；其次，改变串联的方式。

2 肩关节的结构及练习中风险预防

肩关节指上肢与躯干连接的部分，包括臂上部、腋窝、胸前区及肩胛骨所在的背部区域等身体很大的一部分，由肩胛骨关节盂和肱骨头构成，属球窝关节，是上肢最大、最灵活的关节。关节囊较松弛，附着于关节盂周缘和解剖颈。关节腔的滑膜层穿经纤维层膨出，形成肩胛下肌滑液囊及包裹肱二头肌长头腱的结节间滑液鞘（见图2-3-25）。

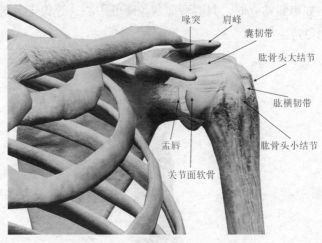

图 2-3-25

肩关节在瑜伽练习中的风险，同样来自于过多的上犬、下犬以及四柱式的串联。在下犬的动作中，由于大臂容易内旋，使肱骨头的大结节与肩峰下囊挤压冲撞，造成肩部疼痛。大臂外旋是一个解决方案，另外也可以通过合理的编排减少下犬动作的频率。

3 膝关节的结构及练习中风险预防

膝关节是人体最长的两条骨骼的联合处，也叫股胫关节，因此膝盖要承受的力量会很大。膝关节处在踝关节和髋关节的动力学链上。髌骨与股骨的髌面相接，股骨的内、外侧髁分别与胫骨的内、外侧髁相对。

膝关节的主要运动方式是屈曲和伸展。但在膝关节弯曲超过 10° 后，膝关节就可以旋转，先来看一下膝盖的结构（见图 2-3-26）。

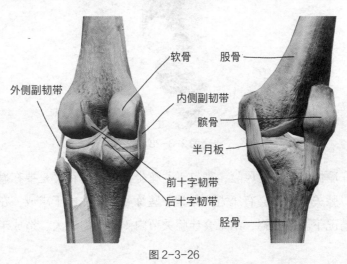

图 2-3-26

调节平衡：如单腿站立时，只要弯曲膝盖降低中心，等稳定后再伸直，如莲花树式（见图 2-3-27）。

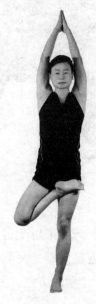

图 2-3-27

分配力量：如身体前屈时，稍稍弯曲膝盖，力量就会被分配到更多的肌肉上，而不是集中在腘绳肌和后背肌肉上，如体前屈（见图 2-3-28）。

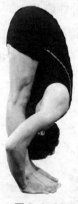

图 2-3-28

膝关节在瑜伽练习中的风险，来自于莲花坐，通常莲花坐是要在髋关节十分灵活的情况下，膝关节才不会有压力。但是一些练习者往往急于求成，在髋关节的灵活度不够的情况下就去盘腿，结果会让膝关节内侧的压力过大，造成半月板及周围的组织劳损。

对于初学者练习莲花坐姿的解决方案：

（1）用伸展带将胫骨充分外旋（见图 2-3-29）。

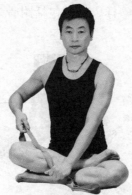

图 2-3-29

（2）在膝盖外侧垫高（见图 2-3-30）。

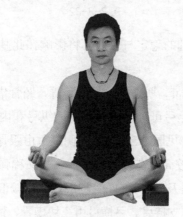

图 2-3-30

（3）在膝弯中间垫块毛巾（见图 2-3-31）。

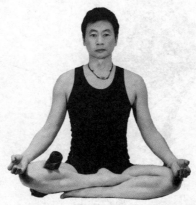

图 2-3-31

4 足骨结构

足的构造大致分为三个部分，也就是前足部、中足部、后足部，要注意的是，这三个部分的构造及机能都不一样。足骨包括跗骨 7 块，跖骨 5 块，趾骨 14 块，共 26 块（见图 2-3-32）。

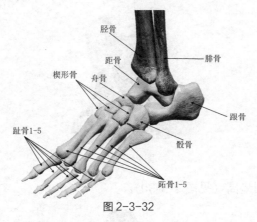

图 2-3-32

脚是人体的根基，基础的稳定与平衡，将影响在此基础上的身体其他部位的稳定与平衡。

足弓：骨骼的形状、韧带、肌筋膜。足的跗骨、跖骨借韧带、肌腱共同组成的一个凸向上方的弓形结构。足弓可分为前后方向的纵弓和内外方向的横弓。纵弓又可分为内侧纵弓和外侧纵弓（见图 2-3-33）。内侧纵弓由跟骨、距骨、舟骨、三块楔骨及第 1~3 跖骨构成。此弓较高，有较大的弹性，故又称弹性足弓，起缓冲震荡的作用。外侧纵弓由跟骨、骰骨及第 4、5 跖骨构成。此弓较低，弹性较差，主要与维持身体直立姿势有关，故又称支持弓。弓横弓由三块楔骨、骰骨及跖骨的后部构成。

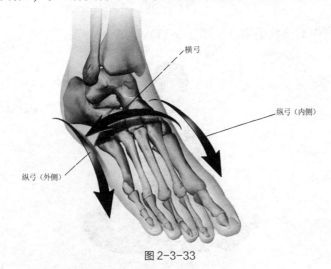

图 2-3-33

足弓呈弓形结构，使足坚固、轻巧和有弹性，可承受较大的压力和缓冲行走、跑、跳时对身体所产生的震动，同时还可保护足底的血管和神经等免受压迫。

踝关节的活动：屈曲、伸展、内翻、外翻、内旋、外旋。

改变脚弓可以影响腿部关节及肌肉的力量传递。

5 髋关节

髋关节的活动范围，取决于不同角度的灵活性。通常情况下，髋越窄，股骨颈越短，髋关节的活动范围就越小（见图2-3-34）。

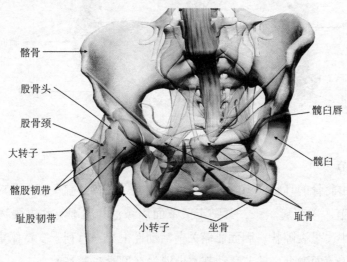

图2-3-34

髋关节的运动：屈曲、伸展、外展、内收、内旋、外旋。

将髋关节固定后，骨盆可做前倾、后倾和转动的活动。

髋关节的前后左右，被韧带和肌肉包裹。

6 脊柱的结构

人类脊柱由33块椎骨（颈椎7块，胸椎12块，腰椎5块，骶骨、尾骨共9块）借韧带、关节及椎间盘连接而成（见图2-3-35）。脊柱上端承托颅骨，下联髋骨，中附肋骨，并作为胸廓、腹腔和盆腔的后壁。脊柱具有支持躯干、保护内脏、保护脊髓和进行运动的功能。脊柱内部自上而下形成一条纵行的脊管，内有脊髓（注：脊柱不等于脊椎或脊椎骨，脊柱是由多块脊椎组成的）。

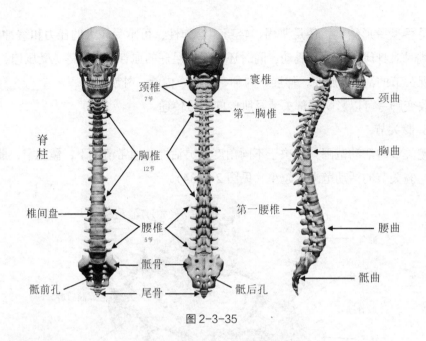

脊柱

颈椎
7节

胸椎
12节

椎间盘

腰椎
5节

骶前孔

寰椎

第一胸椎

第一腰椎

骶骨

尾骨

骶后孔

颈曲

胸曲

腰曲

骶曲

图 2-3-35

7 骶髂关节

骶髂关节由髂骨的耳状面与骶骨的耳状面构成。关节面扁平，彼此对合非常紧密，属平面关节。关节囊紧张，紧贴于关节面周缘，其周围有许多强韧的韧带加强，关节腔狭小，呈裂隙状，因而骶髂关节活动性很小，有利于支持体重和传递重力。老年部分关节面融合，关节活动基本上消失（见图 2-3-36）。

男　　　　　骶髂关节　　　　　女

髂骨

骶骨

盆腔边缘　　　　　　　盆腔边缘

耻骨弓　　　　　　　　耻骨弓

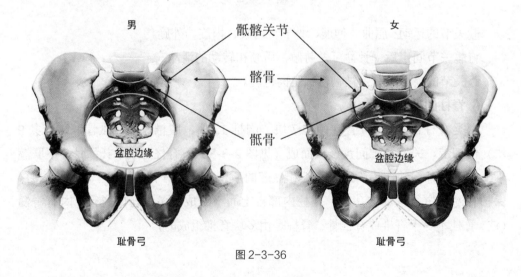

图 2-3-36

扭转和前屈会造成骶髂关节的问题。骶髂关节问题女性要高于男性，尤其是生育过的女性。

六 结缔组织

结缔组织是体内起连接作用的组织，分布广泛，形态多样，如纤维性的肌腱、韧带、筋膜、流体状的血液、固体状的软骨和骨等。人体内的一切包括血管、神经、内脏等都是通过结缔组织连接的。结缔组织主要起支持、连接、营养、保护等功能。除此以外，结缔组织还有修复功能，当某些有结缔组织的部位受伤时，结缔组织就会在该处编织出一张网将其修复，并留下一个斑痕。结缔组织的主要成分是胶原蛋白和弹力蛋白。

柔韧性，与结缔组织有密切关系。影响柔韧性的主要因素有：①过度使用肌肉。②肌肉缺乏锻炼。③受伤。④遗传和生活习惯。⑤温度。

全身所有的器官组织，都由结缔组织连接着，因此当我们拉伸任何身体的部位时，全身的组织结构都会被牵动。你拉伸的幅度越大，这种影响力就越强，它带来的生理上的变化就越大。

人体肌肉

1 肌肉类型——骨骼肌、心肌、平滑肌（见图2-3-37）

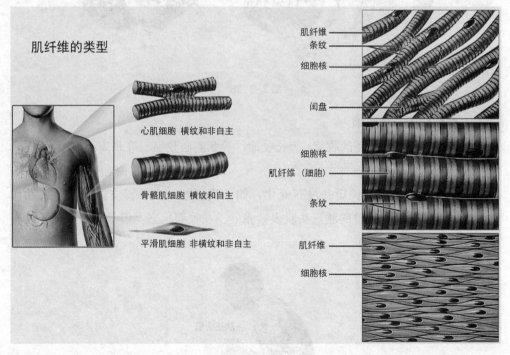

图 2-3-37

在这里我们重点讨论骨骼肌的结构特点、工作方式、生理功能及瑜伽动作过程中遇到的阻碍及关键肌肉对动作的支持，讨论并认识常用体位练习肌肉运动的特点和所带来的生理效果。

肌肉是由两种蛋白质构成的，一个叫做肌动蛋白，一个叫做肌球蛋白，肌动蛋白和肌球蛋白排列成一行形成肌丝，肌动蛋白形成细丝，肌球蛋白形成粗丝（见图2-3-38）。当神经系统刺激肌肉，钙离子就会释放到肌肉细胞上，分布在粗丝上，由于钙离子的存在使粗丝和细丝相互吸引，在一种叫ATP的能量物质的推动下而收缩。当神经刺激活动停止，另一种物质甘油酯就会生产，两个肌丝就会分开，这样肌肉就会放松，这种化学反应在瞬间完成。

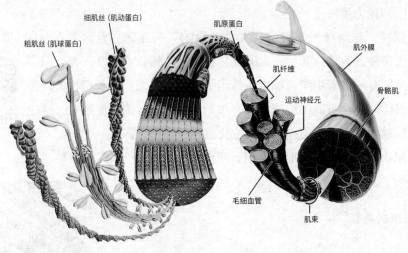

图 2-3-38

2 骨骼肌的三种收缩

肌肉有三种不同类型的收缩：等长收缩、等张向心收缩、等张离心收缩。

2.1 等长收缩

肌肉在收缩过程中长短并没有变化。如，我们做一个手臂支撑的秋千式动作时，当动作静止后，手臂的肱三头肌很紧张处，在收缩状态，但是它的长度并没有发生变化（见图2-3-39）。

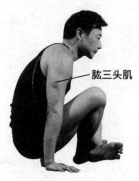

图 2-3-39

2.2 等张向心收缩

肌肉在收缩的过程中，长度变短。如：由山式到身体前屈的过程中，身体的前屈肌肉在缩短（见图 2-3-40）。

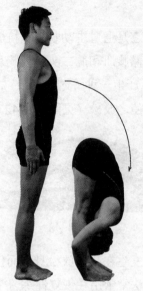

图 2-3-40

2.3 等张离心收缩

肌肉在收缩过程中，长度变长。如：由山式到身体过度向后伸展的过程中，身体的前屈肌肉在拉长（见图 2-3-41）。

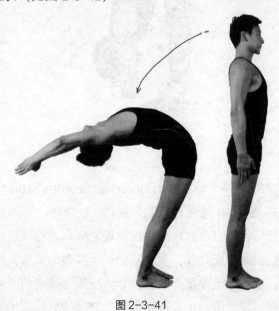

图 2-3-41

3 骨骼肌的三种拉伸

这三种运动方式同时也引发了肌肉的拉伸，在瑜伽的体位练习中，拉伸的应用是最普遍的。

3.1 静态伸展

一种是主动的静态伸展，它是通过主动收缩拮抗肌来拉伸目标肌肉的，如双腿背部伸展时，收缩股四头肌、髂腰肌和肱二头肌使腿后肌群处于主动静态伸展。在主动静态伸展时，收缩拮抗肌产生一种"交互抑制"的现象。在此期间，中枢神经系统会发出信号到目标肌肉群使之放松（见图 2-3-42）。

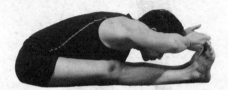

图 2-3-42

另一种是被动静态拉伸，发生在我们放松身体而仅仅依靠身体的重量或某种外力，来拉伸目标肌肉。这种方法常常用在恢复性练习中（见图 2-3-43）。

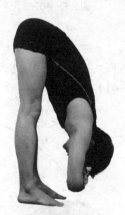

图 2-3-43

3.2 易化拉伸

易化拉伸简称 PNF，PNF 是"Proprioceptive neuromuscular facilitation"的简称，翻译过来的意思是"本体感觉神经肌肉促进"拉伸法。这种拉伸的方法是将被动伸展和等长收缩相结合的方法。它的生理学理论依据是利用反牵张反射而达到使肌肉放松的目的，肌肉做等长收缩，会对肌肉产生强烈的刺激，肌肉中的腱梭会将信号传入中枢神经，反射性地使肌肉放松，导致反牵张反射的产生。也就是说，被牵拉肌肉的主动收缩能抵消所产生的牵张反射，其收缩后放松加大，再者就是拮抗肌的收缩也可以加大主动肌的放松。简单地说就是在拉伸目标肌肉的同时，主动收缩该肌肉，可以更加深入体式，如能量式深蹲（见图 2-3-44）。

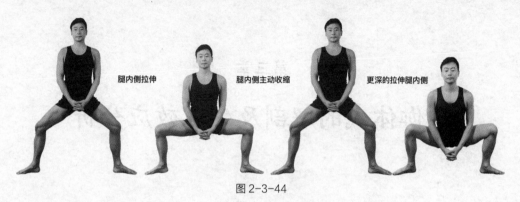

腿内侧拉伸　　腿内侧主动收缩　　更深的拉伸腿内侧

图 2-3-44

3.3 动态拉伸

动态拉伸，一般在连续动作或反复动作的过程中，肌肉的动态拉伸，这样的拉伸不会很深，在反复的收缩和拉伸过程中，肌肉的温度会逐渐上升，这种拉伸方式往往被用于热身练习中，为进一步的深度拉伸做准备，如铲斗式（见图 2-3-45）。

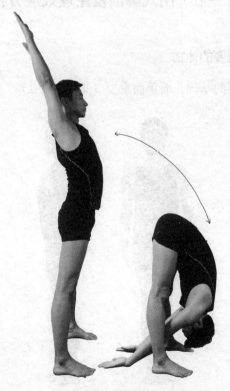

图 2-3-45

第三章

瑜伽体式的解剖及生理效应分析

第一节 山式解剖及生理效应分析

一 山式——简单而重要的体式

山式是大部分站姿的基础，简单而重要（见图 3-1-1）。

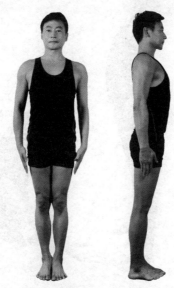

图 3-1-1

山式能帮助各关节处于中立体位，强化脚部力量，使臀腿肌肉健康有弹性，也能帮助你在日常生活中，拥有良好的体态，带来均衡轻盈的感觉。这些全都是安全有效练习瑜伽姿势的关键，也是长期健康安适的重点。

熟悉了它，就能做出标准的瑜伽姿势，并在日常生活中，保持良好的体态。好的体态可促进充分、深长的呼吸，使身体和大脑在新鲜氧气的滋养下恢复活力。这是由于挺直的站、坐姿给整个身躯制造了更多的空间，又增加了像心肺等重要器官内的血液循环，使其能发挥良好的功能。好体态还能让"气"顺畅地在脊柱内流通，因而提升了全面的健康和精力。

二 山式练习带来的生理效应

让臀腿部肌肉健康有弹性，增强脚部力量，培养良好的体态，扩展肺部从而强化呼吸，带来轻盈均衡的感受。

人们很少去关注正确的站立姿势。一些人在站立时，身体重量完全放在一条腿上，或者完全把一条腿放到一边，还有些人则把身体重量放在脚跟上，或者放在脚的内侧或外侧。这些都可以通过观察人们穿过的鞋子从鞋底或鞋跟处的磨损程度看出来。由于我们错误的站立方式，没有把身体的重量均匀地分布在两脚上，因此导致我们身体的某种畸形，从而影响我们脊柱的弹性。即使两脚分开的时候，我们也最好让脚跟和脚趾与身体中心面平行，而不是成一个角度。通过这种方法，我们的臀部收缩，腹部收紧，胸部挺直，此时人们会感觉身体轻盈，精神敏捷和活跃。假如我们在站立时，身体重量都集中在脚跟上，将感到重力的变化；这样臀部变得下垂，腹部突出，身体向后倒，脊椎感到紧张，随之而来的是，我们很快感觉疲劳，大脑也变得迟钝，因此掌握正确的站立姿势至关重要。

三 山式主要肌肉的工作特点

1 参与工作的主要肌群

斜方肌中下束、肱三头肌、臀大肌是做主动向心收缩；前锯肌、腹直肌下缘、股四头肌、阔筋膜张肌处在等长收缩起到支持作用；肱二头肌、髂腰肌是被拉伸的（见图 3-1-2）。

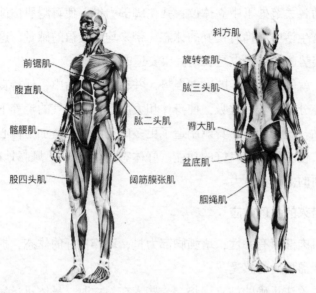

前锯肌
腹直肌
髂腰肌
股四头肌
阔筋膜张肌
肱二头肌

斜方肌
旋转套肌
肱三头肌
臀大肌
盆底肌
腘绳肌

图 3-1-2

2 特别肌肉——髂腰肌

髂腰肌（腰肌）：由腰大肌和髂肌组成。髂腰肌在收缩和伸展时涉及三个脉轮。髂腰肌以联动的方式移动下背部的骨骼、骨盆和髋关节，这意味着当髂腰肌收缩时，可以达到几个关节同时运动（见图 3-1-3）。

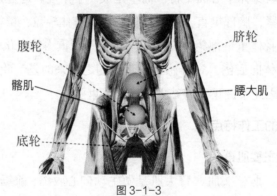

腹轮
髂肌
底轮

脐轮
腰大肌

图 3-1-3

第二节　站立系列解剖及生理效应分析

一　典型站立动作分析——三角扭转侧伸展

三角扭转侧伸展强度较大，尤其是对腿部的伸展特别强烈。由于这个姿势加上了扭转，使腹部器官得到较强的收缩与挤压，能够促进腹部和脊椎的血液循环，使这些部位更加有活力（见图 3-2-1）。

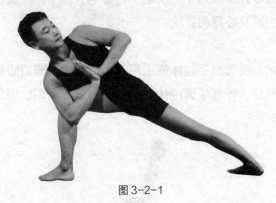

图 3-2-1

二 站立系列练习带来的共同生理效应

强健和伸展腿、膝盖和脚踝；伸展腹股沟、脊椎、胸部和肺以及肩膀；刺激腹部器官；增加持久力；提高消化能力；提高平衡感，并且这个姿势还有助于毫不费力地排除肠道内的废物。

三 三角扭转侧伸展主要肌肉的工作特点

参与工作的主要肌群：前腿髂腰肌、后腿内收肌、后腿股四头肌、前腿阔筋膜张肌、胸大肌、三角肌以及前锯肌在做主动向心收缩；前腿股四头肌、腘绳肌是处在等长收缩起到支持作用；前腿臀大肌、后腿缝匠肌及上面一侧的腹外斜肌是被拉伸的（见图 3-2-2）。

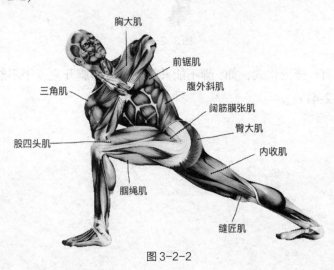

图 3-2-2

四　常用站立系列瑜伽体式练习

站立系列的瑜伽体式练习对生理功能上的影响，除了以上共性，每一个不同动作都会有它特有的生理及心理的影响。

1　摩天式

从山式直立开始，吸气两手经体侧上举，手指交握。脚后跟提起保持 30 秒钟，让身体纵向充分伸展后，呼气手臂经体侧落下同时放下脚跟，回到山式。练习可重复 5~10 次（见图 3-2-3）。

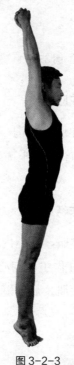

图 3-2-3

摩天式也有一些变化式，如：脚不能并拢的可以两脚开立，手不能上举的可前平举（见图 3-2-4）。

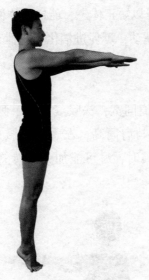

图 3-2-4

　　摩天式的生理效应：能提高平衡能力，并能平衡脊椎的神经，强健腹部的肌肉，对怀孕前 6 个月的孕妇特别有益。

2　风吹树式

　　山式站立，吸气，单手臂经体侧举过头顶，掌心向内；呼气，身体向另一侧侧屈，拉长脊柱，使脊柱侧屈的同时保持伸展，延伸上举手臂至手指；保持 30 秒钟；吸气回正，呼气向另外一侧弯曲。练习 5~10 次（见图 3-2-5）。

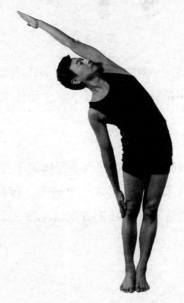

图 3-2-5

风吹树式的生理效应：可以矫正体态，能按摩体侧和腰围的肌肉，可以平衡左右体侧的肌肉群；增加肠胃蠕动，可促进消化和排泄；使淋巴液流动性增加，消除睡意使精力充沛。

3 站立腰扭转式

山式站立，两腿开立与肩同宽，深吸气，两手侧平举，呼气时，向左扭转身体，右手推着左肩，肘关节与肩同高，左手绕过腰后，手指抓住右髋，保持 30 秒钟，然后，吸气回正；扭转时，尽可能加大扭转的程度，注意不要拉伤。练习 5~10 次（见图 3-2-6）。

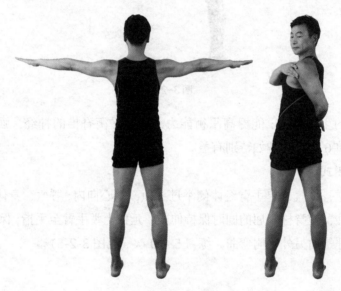

图 3-2-6

站立腰扭转式的生理效应：能加强腰部、背部和髋部的灵活性；还可以帮助治疗背部的僵硬，减轻身体和精神的紧张状态；这个动作也可以按摩到腹部，促进内脏功能。

4 直角式（及变化）

山式站立，两脚并拢或略分开，吸气两手经体侧举过头顶，双手合十或手指交握；呼气，体前屈，直到背部和双腿形成一个直角，保持这个姿势 5~10 秒钟；吸气，回正，呼气双手经体侧落下。练习 3~5 次（见图 3-2-7）。

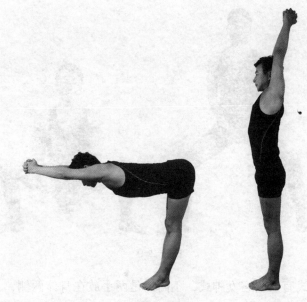

图 3-2-7

直角式还有几种变化式，比如对于身体比较僵硬的人可以采用双手放在肩膀上或抱头做，也可以加转体动作（见图 3-2-8）。

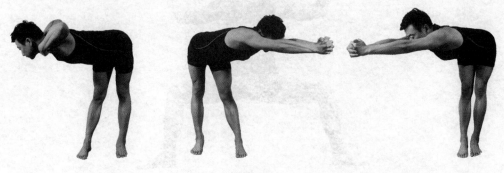

图 3-2-8

直角式的生理效应：可以强化背部肌肉，并能放松胸腔，对纠正不良坐姿也有效果。加上转体可提高身体的平衡感和肌肉的协调能力。

5 蹲式及变化（女神式）

山式站立，两脚分开一米左右，膝盖和脚趾朝外，十指体前交叉，手臂自由下垂，深吸一口气，呼气时屈膝下蹲，蹲到底后屏息几秒钟，吸气起身还原。下蹲的深度应逐步增加，直到最大（见图 3-2-9）。

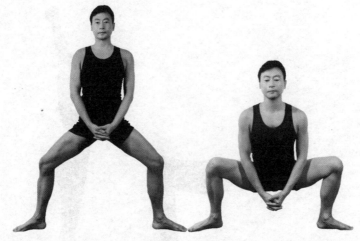

图 3-2-9

蹲式的变化式有人叫它女神式，不同的是两手放在身体两侧，大臂与肩同高，屈肘，前臂向上，掌心朝前，手指张开（见图 3-2-10）。

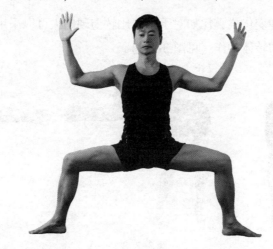

图 3-2-10

蹲式及变化（女神式）的生理效应：放松背部中间的肌肉，放松大腿，膝盖和脚踝。

6 能量式

山式站立，吸气，两手合掌，手臂经体前上举，呼气，屈膝下蹲，臀部靠近脚后跟，腹部靠近大腿，屏气保持（5~10秒），吸气起身，呼气回到山式（见图 3-2-11）。

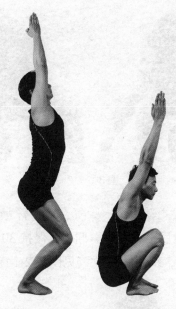

图 3-2-11

　　往往很多人无法做到最后的姿势，还有两种简化做法：①幻椅式，屈膝停在大腿和地面水平的位置，这是对大腿肌肉和臀部肌肉的一大考验，有人用它来训练臀腿力量和线条。②改变下蹲后手臂的动作，这样就简单一些（见图 3-2-12）。

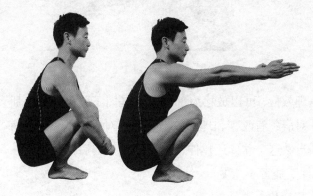

图 3-2-12

　　能量式的生理效应：可以很好地放松背部和腿部的肌肉，对那些伏案工作的人来说，是一个很好的练习。

7 双角式

　　山式站立，两脚开立，两脚之间的宽度最好先双手叉腰（或用手抓脚）做几次前屈动作来调整好，两脚的最佳距离是当身体保持脊柱充分伸展前屈时，头顶可以触到两脚之间的地面，脚的距离取决于身高和上身长度（见图 3-2-13）。

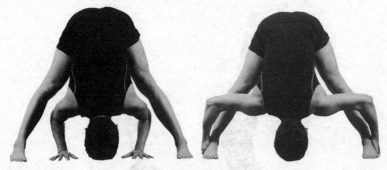

图 3-2-13

两脚固定后，脚内侧要主动用力，吸气，两手臂背后十指交握手臂伸直，呼气，身体前屈，手臂尽量向后上方伸展，低头，保持 30 秒钟或 5 个呼吸，吸气起身，呼气放松手臂回到山式，练习 3~5 次（见图 3-2-14）。

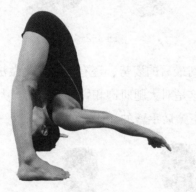

图 3-2-14

双角式的生理效应：可以放松肩部，尤其是冈下肌肉及胸小肌，防止圆肩，还可以强健颈部，对肩颈有改善和理疗效果，特别对青春发育期的练习者有很好的矫正体态的作用。当然这个动作还拉伸了腘绳肌及小腿后群肌肉。

禁忌：有急性头痛者不能做。

8 三角式（及变化）

山式站立，两脚开立（或跳开），脚的距离也要根据个人的身高和练习程度来决定；左脚带动大腿使髋关节充分外旋，脚尖朝外，右脚脚尖略微内扣，吸气，两手侧平举，可先将身体向左移动同时保持脊柱伸展（腰椎尽量不要弯），保持髋关节朝前的位置（见图 3-2-15）。

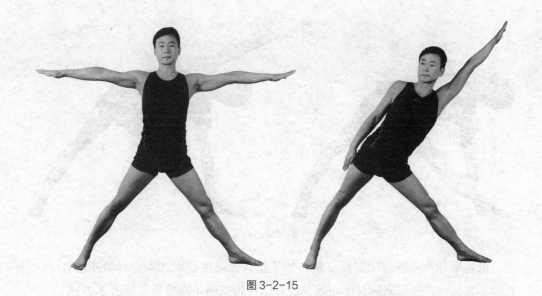

图 3-2-15

　　呼气，体侧屈（在髋关节处屈曲），左手落在左脚的脚背或左脚外侧的地面上，右手与左手保持一直线，掌心朝前，转头眼睛看着右手的手指方向，保持时间超过30秒钟或 3~5 个呼吸；吸气起身原路返回，呼气手臂收回，同时两脚尖收回；换方向做同样的动作（见图 3-2-16）。

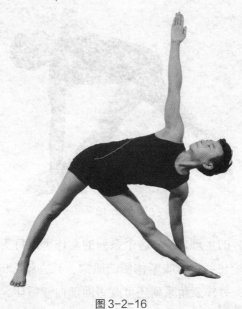

图 3-2-16

　　三角式还有一些变化动作（见图 3-2-17）。

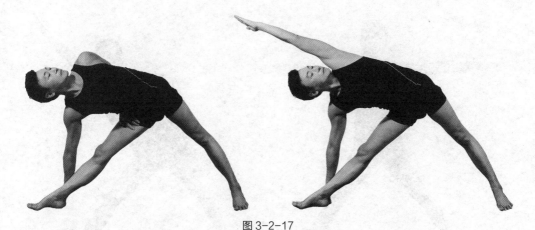

图 3-2-17

　　也有增加难度的变化如反三角，加了扭转，难度会增加不少，功能也有变化，它除了有三角式所带来的身体功效，还有扭转带来的生理效果（见图 **3-2-18**）。

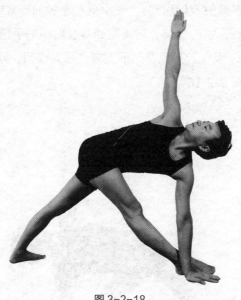

图 3-2-18

　　三角式（及变化）的生理效应：这个系列的动作可以每天都练习，持续几个星期会有很明显的生理变化，可以收紧体侧的肌肉，减去腰部的多余脂肪；对内脏器官有很好的加强作用，另外三角系列还可改善面部血液循环。

9 战士一、二式

　　山式站立，左脚向后跨一大步，两腿前后站立，保持髋关节朝前的位置（见图 3-2-19）。

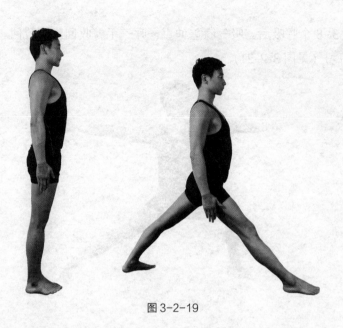

图 3-2-19

吸气，两手经体侧头上合掌，呼气时屈膝弓步向下（初学者可分几次下去），重心始终在两脚之间，直到前腿与地面水平，保持 30 秒钟或 3~5 个呼吸；吸气膝盖伸展，呼气左脚收回；同样的动作，换脚练习（3~5 次）（见图 3-2-20）。

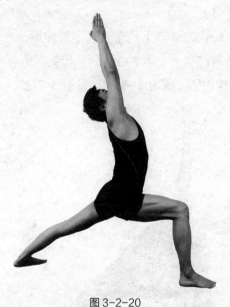

图 3-2-20

战士二式常常会跟战士一式一起练习，从战士一式转身转胯两手侧平举，就可变成战士二式。也可单独从山式开始，两腿开立。右脚脚尖朝外，吸气两手侧平举，眼睛看着右手手指的方向，呼气屈右膝弓步，注意膝盖在脚后跟的正上方。保持 30 秒钟或 3~5 个呼吸后。吸气膝盖伸直，呼气手臂收回脚尖收回。换方向再做另一个脚的练习（见图 3-2-21）。

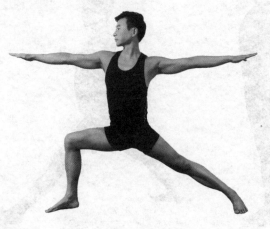

图 3-2-21

战士一、二式的生理效应：使髋、膝、踝和肩关节得到强化，加强腿部、腹部和背部肌肉的力量，激发能量；培养平衡感，放松颈部和下背部，消除紧张感，加强腿部肌肉，减少臀部及髋部周围的脂肪；扩展胸部增进呼吸机能，有利于肺功能提升。

10 侧角伸展（1—3）

侧角伸展 1：战士二式的基础上，深吸气手臂伸展，呼气身体向右靠近大腿，右手掌落在右脚弓的外侧，左手上举掌心向前，转头眼睛看着左手的手指，保持脊柱的伸展；换方向，动作相同。练习 3~5 次（见图 3-2-22）。

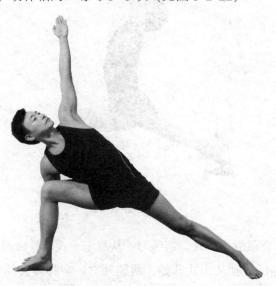

图 3-2-22

侧角伸展 2：与 1 的动作基本相同，难度有所增加 ，上举的手臂，变成贴着耳朵往远处伸展掌心向内；这个练习要在上一个动作较稳定后再练（见图 3-2-23）。

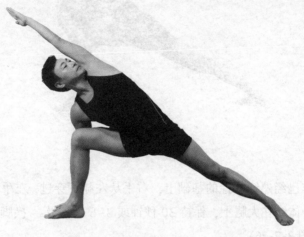

图 3-2-23

侧角伸展 3：基本同 2，难度更大些，右手绕过右腿下方，左手绕过腰后，背后相握；这个练习应放在 2 较稳定后练为宜（见图 3-2-24）。

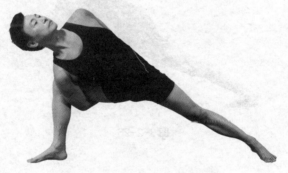

图 3-2-24

侧角伸展系列练习的生理效应：可强化腿部肌肉，对关节炎引起的疼痛和坐骨神经痛有缓解效果；刺激肠胃的蠕动，强化消化能力，同时可减少腰部脂肪。

11 扭转侧角伸展（1—3）

扭转侧角伸展要在战士一式的动作非常熟练后再练为好；右腿向后进入战士一式，双手胸前合十，吸气背部挺直，呼气身体向左扭转，右臂外侧落在左膝外侧，脊柱保持伸展，保持 30 秒钟或 3~5 个呼吸。换方向，动作相同。练习 3~5 次（见图 3-2-25）。

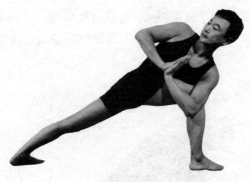

图 3-2-25

变体 1

在前面动作已经熟练掌握的基础上，右手从左腿下穿过，左手绕过腰后，双手背后相握，将身体绑在大腿上，保持 30 秒钟或 3~5 个呼吸。换脚，动作相同。练习 3~5 次（见图 3-2-26）。

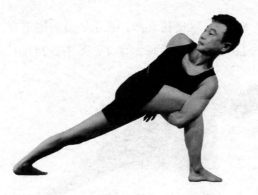

图 3-2-26

变体 2

同样的在变体 1 动作熟练的情况下，将右手落在右脚弓外侧，左手贴着耳朵往远处伸展，转头向上，保持 30 秒钟或 3~5 个呼吸。换脚，动作相同。练习 3~5 次（见图 3-2-27）。

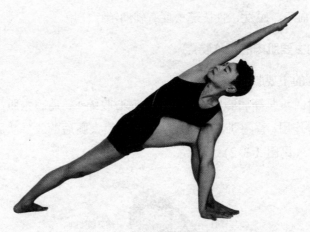

图 3-2-27

扭转侧角伸展的生理效应：扩展胸部，使脊柱得到伸展，放松髋关节，加强腿部肌肉，强化内脏器官，改善体态。

第三节　前屈系列解剖及生理效应分析

一　典型前屈动作分析——站立前屈

从山式进入，先曲髋脊柱伸展前屈，保持膝盖伸直，手掌或手指触地。站立前屈可使大脑平和并缓解压力和轻度忧郁（见图 3-3-1）。

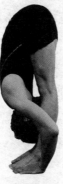

图 3-3-1

二　前屈系列练习带来的共同生理效应

刺激肝脏和肾脏；伸展臀部、大腿后及小腿肌肉群；强化曲髋肌群、大腿前肌群和膝关节；提高消化能力；缓解更年期症状；缓解疲劳和焦虑；减轻头痛和失眠症状；对哮喘、高血压、脱发、骨质疏松症有辅助治疗作用。

三 站立前屈的主要肌肉的工作特点

1 参与工作的主要肌群

髂腰肌、股四头肌等屈髋肌群在做主动向心收缩；阔筋膜张肌、腓骨长肌做等长收缩起到支持作用；背阔肌、竖脊肌、臀大肌、大腿后的股二头肌、小腿后的腓肠肌是被拉伸的（见图 3-3-2）。

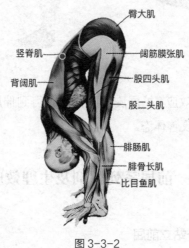

图 3-3-2

2 特别肌肉——竖脊肌

竖脊肌又名骶棘肌，被背浅层肌及上下后锯肌覆盖，充填于棘突与肋角之间的深沟内。从骶骨直至枕骨，为一对强大的伸脊柱肌。

总束起自骶骨背面、腰椎棘突、髂嵴后部及腰背筋膜。肌束向上，由内向外逐渐分为并列的三个纵行肌柱。外侧为髂肋肌（分为腰髂肋肌、胸髂肋肌、颈髂肋肌）；中部为最长肌（分为腰背最长肌、颈最长肌、头最长肌）；内侧为棘肌（分为胸棘肌、胸半棘肌、颈半棘肌）。分别止于肋骨肋角下缘，颈椎和胸椎横突、颞骨乳突及颈椎和胸椎棘突。其中以最长肌最强大，棘肌最为薄弱（见图 3-3-3）。

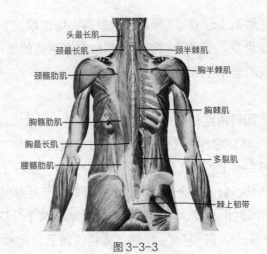

图 3-3-3

四　常用前屈系列瑜伽体式

1　单、双腿背部伸展（及半莲花）

先从双腿背部伸展动作开始，直腿坐，吸气，手臂上举同时延展脊柱，使脊柱充分伸展后，把力点放在髋关节上；呼气，手臂继续向前抓住脚趾或脚底（抓不住脚趾可抓脚踝），稳定后，再通过呼气使身体靠近大腿，最后可以将头放在膝盖或小腿处，保持 30 秒钟或 3~5 个呼吸。可重复练习 3~5 轮。

单腿背部伸展，将一个腿屈膝，大腿外旋膝盖落地，脚后跟靠近会阴，然后伸展背部做前屈。另一个是半莲花前屈，就是在半莲花的基础上做前屈(见图 3-3-4)。

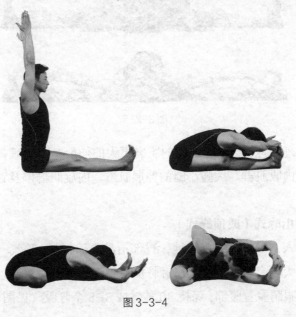

图 3-3-4

单、双腿背部伸展的生理效应：伸展腹部肌肉，增加髋关节的灵活性，同时也按摩了整个腹部，使肝脏、肾脏得到滋养，刺激脊椎两边的肌肉，促进血液循环，这也被用作神经系统的理疗方法。

2 坐角式

分腿坐，两腿之间的角度最好可以到120°~150°，初学者尽量分腿就可以了；骨盆要保持中立位或略朝前；吸气伸展脊柱手臂向前伸，呼气，脊柱带动骨盆向前，大腿固定绷紧脚尖朝上，这样髋关节可以充分外旋，实际上这个动作可以让髋关节在三个方位上活动，前屈、外展和外旋；如果髋关节足够灵活，最后胸骨和下巴可以落地；刚开始练时用手撑，等到胸骨可以触地后两手分别去抓大脚趾；保持30秒钟或3~5个呼吸；吸气，起身；呼气，将腿收回后，抱膝放松。可重复练习3~5轮（见图3-3-5）。

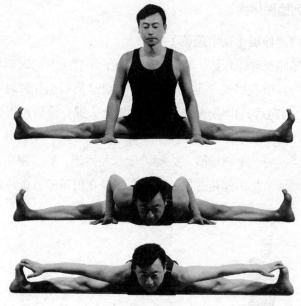

图 3-3-5

坐角式的生理效应：给两腿之间的肌肉更大的伸展，由于髋关节在三个方位同时伸展，使大腿内收肌群、大腿小腿的伸展肌群、内旋肌群以及背部臀部的肌肉都得到充分拉伸。

3 下犬式与山峰式（或顶峰式）

从月亮式进入，吸气，脚尖点地，臀部抬起腹部收紧；呼气，双手推地脊柱保持伸展，推起时大臂有意做外旋，肩胛骨保持稳定，推开使臀部、脊柱和手臂在一条直线上，低头眼睛看着腹部；保持30秒钟或3~5个呼吸（见图3-3-6）。

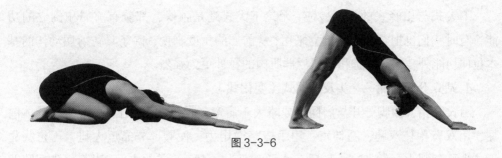

图 3-3-6

下犬式克服了身体的僵硬后，可以加收束术(Bandha)。可重复练习 **3~5** 轮(见图 3-3-7)。

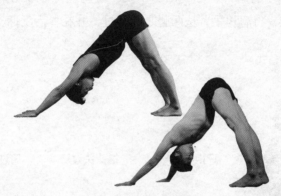

图 3-3-7

山峰式（或顶峰式）是传统的做法，它对身体的要求更高一些，它是用头顶落地并与手一起承担身体重量，当然头顶落地主要还是要刺激顶轮。其他的做法与下犬并无分别，但人们以为的是头顶落地是靠压肩，其实是靠伸展幅度加大使关节间创造出更多空间来达到的（见图 3-3-8）。

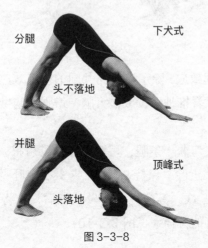

图 3-3-8

下犬式与山峰式的生理效应：无论下犬式还是顶峰，都兼有前屈和倒立的功能，有时我们也把它当简化倒立来用；从前屈的角度来说，除了具备前屈动作的基本拉伸功能外，它对跟腱和小腿后群肌肉的拉伸更为强烈。

4 站立分腿前屈——头及膝间式（变化式）

山式开始，两脚分开与肩同宽或略大于肩宽，吸气，双手上举；呼气，身体前屈，用双臂抱住双腿，腿伸直，用手臂略微用力，使腹部先靠近大腿，再将胸靠近，也贴到腿上，做到这一步后，才可以把头靠近两膝盖的中间；吸气，先屈膝并用双手抱住后脑勺，呼气，再把膝关节伸直，保持30秒钟或3~5个呼吸；吸气，放松双手，起身，手臂解开，呼气回到山式。可重复练习3~5轮。头及膝间式熟练后，再做变化式，将肩和手臂从两腿之间穿过，并在背后反捆（见图3-3-9）。

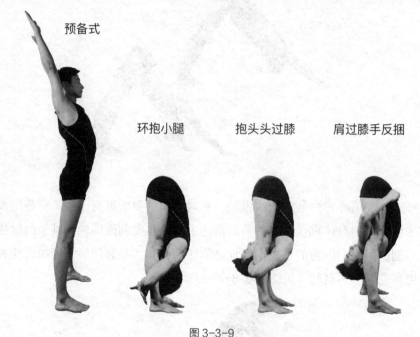

预备式　环抱小腿　抱头头过膝　肩过膝手反捆

图3-3-9

站立分腿前屈的生理效应：除了有前屈共同的生理效应外，这个练习还能更加充分地放松髋关节，按摩脊椎神经，放松大脑，增强大脑供氧。

5 鹭式

简化鹭式，直腿坐，弯曲一条腿，用双手抓住脚后跟，吸气，把脚蹬出去，伸直后，呼气，轻轻来回靠近脸，保持30秒钟或3~5个呼吸。吸气，把手放松，呼气，屈膝收回。练习3~5次。等简化动作做熟练后，先将一条腿屈膝折叠成半英雄坐，然后再做正面抓脚的拉伸（见图3-3-10）。

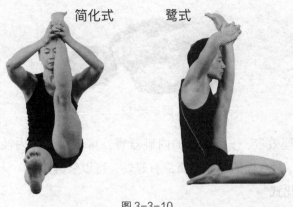

简化式　　鹭式

图 3-3-10

鹭式的生理效应：放松大腿后部的肌肉，让髋关节更灵活。对于大腿后群肌肉比较僵硬的人，这是一个比较好的选择。刚开始练可以膝盖微屈，用易化拉伸的方法比较有效。

6　英雄前屈

从英雄坐姿进入，吸气，后背伸直；呼气，手抓脚趾身体前屈，注意臀部不要离地；除了手臂关节，其他所有关节都处在屈曲位。保持 30 秒钟或 3~5 个呼吸。练习 3~5 次。刚开始练习可以从半英雄前屈开始（见图 3-3-11）。

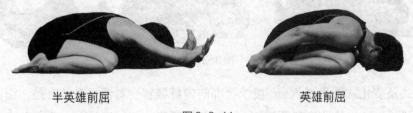

半英雄前屈　　　　　　　　　　　　　　　　英雄前屈

图 3-3-11

英雄前屈的生理效应：这个动作可以使臀部放松得比较彻底，缓解股四头肌的紧张，对颈椎也有很好的放松作用，同样有减轻精神压力，放松神经的作用。

7　瑜伽式（心灵合一式）

从莲花坐姿进入，这姿势是瑜伽士常做的体式，它有好几种做法，但前提是莲花坐姿已经较稳定。这里介绍的是用手在背后抓住另外一只手，深吸气，打开胸腔，呼气，身体前屈，脊椎伸展，试着用额头去碰地板，保持 1~2 分钟（如果没有异样可以再保持久一点），放松全身，深长缓慢地呼吸，注意腹部受到的压力，吸气，起身，呼气放松（见图 3-3-12）。

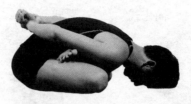

图 3-3-12

瑜伽式的生理效应：按摩腹部的内脏器官，可以排出体内浊气，改善消化功能，伸展了脊椎，对身体的整体健康都有好处，可以唤醒脐轮。

8 龟式及变化式

这里的龟式与《格兰达本集》和《哈达瑜伽经》中描述的龟式不同，在下一个章节中会介绍古老的龟式。

从直腿坐开始，两腿分开，弯曲膝盖，脚跟落地，身体前屈，把手放在膝盖下，手掌向下或向上都可以，身体继续前屈，把手臂放在膝盖下，把腿伸直，试着用前额或者下巴去碰地；这个动作熟练后可屈肘将手臂绕过腰后环抱，放松身体，闭眼，深长缓慢地呼吸，保持一段时间后，收回身体。仰龟式是另一种双腿绕头的做法，难度较大（见图 3-3-13）。

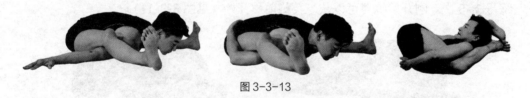

图 3-3-13

龟式及变化式的生理效应：按摩腹部的内脏器官，对消化系统有益，滋养了脊椎，放松神经，消除头痛和颈部疼痛，能放松紧张心情，增强内心的安全感。

第四节　后弯系列解剖及生理效应分析

一　典型后弯动作分析——轮式

轮式是常见的瑜伽体式之一，也是非常典型的后弯动作。进入轮式有两种方式，一种是从仰卧位两手反掌，顶胯从地面起来叫"下轮"；还有一种是从站立进入，顶胯展胸非常充分后，双手落地叫"上轮"，上轮的要求比较高。最终形成的体位是双手落地手臂推开，同时两脚用力蹬地，把力点放在髋关节、胸椎及肩关节上；如果以上关节的伸展度不够，不建议直接练习轮式（见图 3-4-1）。

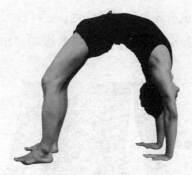

图 3-4-1

二 后弯系列练习带来的共同生理效应

收紧大腿和臀部的肌肉；补养和增强背部肌肉群；增强颈部、胸部和肩膀的灵活性；使脊柱保持健康和柔韧；血液循环得到增强，身体前面也得到有力的伸展，消除晨起后身体的僵硬和工作后的紧张；培养良好体态，预防驼背；增加骨密度，预防骨质疏松症；使许多内脏器官和腺体受益。

三 轮式的主要肌肉的工作特点

1 参与工作的主要肌群

臀大肌、腘绳肌和手臂后的肱三头肌在做主动向心收缩；阔筋膜张肌在做等长收缩起到支持作用；腹直肌、股四头肌、胸大肌和背阔肌是被拉伸的 (见图 3-4-2)。

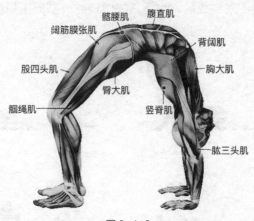

图 3-4-2

2 特别肌肉——腹肌

腹肌是人体结缔组织组成中的重要部分，包括腹直肌、腹外斜肌、腹内斜肌和腹横肌。当它们收缩时，可以使躯干弯曲及旋转，并可以防止骨盆前倾。腹部肌肉对于腰椎的活动和稳定性也有相当重要的作用，还可以控制骨盆与脊柱的活动。软弱无力的腹肌可能导致骨盆前倾和腰椎生理弯曲增加，并增加腰背痛的几率（见图3-4-3）。

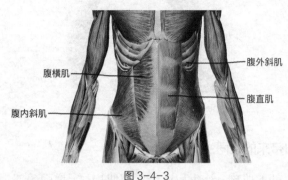

图 3-4-3

四 后弯系列常用瑜伽体式

1 狮身人面式—眼镜蛇式—眼镜蛇扭转—蛇王式

这几个动作是同一个类型，难度和效果是递进式的。都是从俯卧双腿并拢（初学者或比较僵硬的人可以两脚分开）开始，双手落在胸的两侧；屈肘，前臂落地平行朝前，吸气，抬头、抬胸，用肘关节作支撑，使肩部和胸部离开地面，保持30秒钟或3~5个呼吸，呼气，还原，放松。练习3~5组。眼镜蛇式是在前面动作轻松完成后，双手推起伸直，使胸椎和颈椎充分伸展来完成的。眼镜蛇扭转是在眼镜蛇体位熟练后，加转头来完成的。蛇王是在眼镜蛇的基础上屈膝用脚尖去碰头（见图3-4-4）。

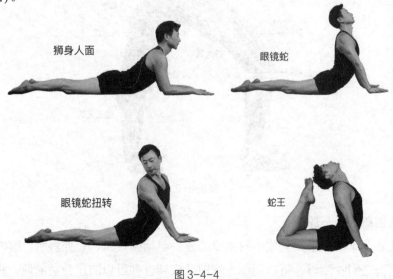

图 3-4-4

狮身人面式—眼镜蛇式—眼镜蛇扭转—蛇王式生理效应：使脊椎保持活力，改善背部的血液循环，放松神经，这个体位能按摩腹腔内的内脏器官，同时对肝和肾脏也有好处。

2 蝗虫式及变化式

从俯卧位开始，把手放在大腿下面或体侧，手掌向下或者握拳；吸气，慢慢抬起双腿，保持双腿伸直，并拢（或微开），到最高点保持30秒钟或3~5个呼吸。呼气，腿落下，放松身体，让心率回到正常，再做下一组。练习3~5组。蝗虫变化式很多，下面列举五种变体（见图3-4-5）。

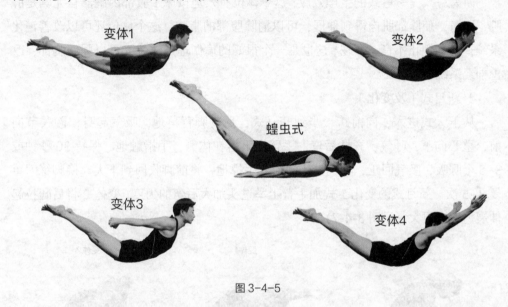

图3-4-5

蝗虫式及变化式的生理效应：对全身的神经系统都有益处；对颈部特别有益处，可以减轻背部疼痛；同时可以增强全身的平衡性，按摩肝脏以及其他的腹部内脏器官。

3 简易弓式——弓式

从俯卧位开始，两臂放在体侧，双腿并拢，屈膝，尽可能把脚跟靠近臀部，用双手抓住脚踝，保持大腿和膝盖紧贴在地面，下巴落地，先吸气，然后屏住呼吸，收紧双腿，用腿的力量将上半身向后上方拉，头和胸部尽可能高地抬起，保持30秒钟或3~5个呼吸，呼气，慢慢放下胸部和头部，最后是腿部。此为一组。练习3~5组。弓式是在简易弓式的基础上，将大腿也拉离地面，只有腹部与地面接触（见图3-4-6）。

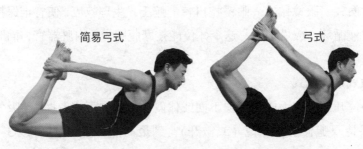

图 3-4-6

简易弓式——弓式的生理效应：这个体位有效地按摩了腹部内脏器官尤其是肝脏，同时，使腹部肌肉得到伸展，可以消除腹部的脂肪，这个体位还可以改善消化系统，消除消化不良、便秘；这也是一个很好的瑜伽理疗体位，可以强健胸部，改善神经系统。

4 新月式（及变化）

从下犬式进入，向前跨一步到骑马式，后脚脚背落地，吸气起身，髋关节向前，重心向下，呼气，脊柱后弯，手臂向下落在体侧，手指触地。保持 30 秒钟或 3~5 个呼吸，吸气回正，呼气身体向前双手撑地，将前脚收回到下犬。换脚练习重复 3~5 次。新月式的变化 1 式加手臂上举过头加大后弯的力度；变体 2 将后腿拉起伸展力度会更大（见图 3-4-7）。

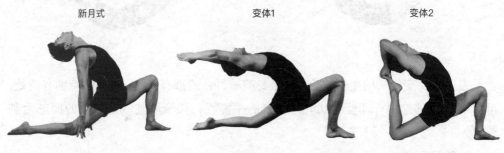

图 3-4-7

新月式的生理效应：新月式是对髋关节在矢状面上考验，前腿是屈曲，后腿是伸展，为做神猴式打下基础，同时对脊柱尤其是胸椎和颈椎的伸展度有较好的提升。

5 蜥蜴式及变体

从跪撑进入，两腿略分开，双臂交叉落在胸前地面，双肘支撑身体，吸气，臀部抬起，脊柱向后伸展，呼气，下巴和胸部放在地面上，保持 30 秒钟或 3~5 个呼吸；吸气，回到跪撑。可重复 3~5 组。其变化式是将手臂向前伸直难度增加（见图 3-4-8）。

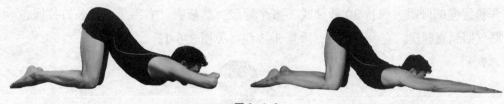

图 3-4-8

蜥蜴式及变体的生理效应：它除了后弯动作的一些特点外，尤其对脊柱神经及后背肌肉有加强作用，对胸椎的灵活度有很好的提升作用。

6 鱼式（及变化）

从莲花坐进入，身体向后仰卧，身体稳定后把气呼出，再吸气时用双肘作支撑，顶起胸部脊柱后弯，用头顶作支撑，然后用手握住双脚的大脚趾，保持 1~3 分钟，如果可以，最好做到 5 分钟，可以消除很多疾病。对于不能盘莲花的人来说可以把腿伸直来做（见图 3-4-9）。

鱼式

变体

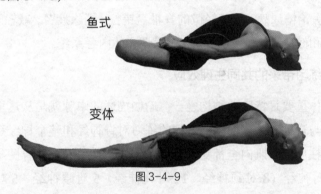

图 3-4-9

鱼式（及变化）的生理效应：腹部内脏器官得到充分伸展，如果要排除便秘，可以做之前空腹喝三杯水，同时，这个体位可以消除背痛，放松大腿和脚部的神经，还能改善声音质量。

第五节　扭转系列解剖及生理效应分析

一　典型扭转动作分析——半鱼王式

半鱼王式，从直腿坐进入，左腿先屈膝，把脚放在另一条腿的膝外侧，脚后跟靠近膝盖或大腿外侧；弯曲另一条腿，将脚跟靠近臀部外侧大腿膝盖落地；吸气，右手上举拉长脊柱，呼气，把右手臂外侧（或肘关节）放在左腿膝盖的外侧，右手自然向上（或增加难度握住左脚的脚踝），身体向左扭转，脊柱始终与地面垂直，深长缓慢的呼吸，保持 30 秒钟或 3~5 个呼吸，然后吸气右手上举拉长脊柱回正，呼气回到直腿坐。交换脚练习，重复 3~5 组（见图 3-5-1）。

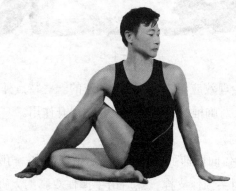

图 3-5-1

半鱼王式练习带来的生理效应：防止和治愈便秘；调整肾上腺的分泌；消除肌肉性风湿症；医治糖尿病；治疗轻微的脊椎盘错位；消除疲劳；减轻轻微的背痛；保持脊柱的柔韧和健康；温和按摩腹部器官；调和体内各系统。

二　扭转系列练习带来的共同生理效应

脊柱是人体重要且特殊的结构之一，瑜伽描述的中脉就是从这里经过。瑜伽的体式大部分都与脊柱有关，而扭转系列的练习对脊神经和整个神经系统都有极好的效果。它使脊柱周围的肌肉全都受到挤压和拉伸，这就对于从脊髓分支出去遍布全身各部的 31 对神经（8 对颈神经、12 对胸神经、5 对腰神经、5 对骶神经以及 1 对尾神经。每条脊神经有两个神经根：腹侧和背侧神经根）都起了刺激、兴奋的作用。各个内脏也从这个姿势获得大益。肝和脾得到强壮，两肾受到按摩，腹部内脏也受到挤揉，促进胃肠的自然蠕动。这些因素结合起来就产生了胃口、消化和排泄都好转的效果。

三　半鱼王式的主要肌肉的工作特点

1　参与工作的主要肌群

臀中肌、阔筋膜张肌、胸大肌和斜方肌在做主动向心收缩；腹直肌在做等长收缩起到支持作用；股四头肌、腹外斜肌和三角肌前束是被拉伸的（见图 3-5-2）。

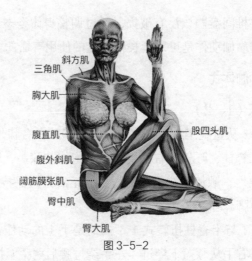

斜方肌
三角肌
胸大肌
腹直肌
腹外斜肌
阔筋膜张肌
臀中肌
臀大肌
股四头肌

图 3-5-2

2 特别结构——椎间盘

脊柱是人体特殊的解剖结构。人体的脊柱由 24 块椎骨（其中颈椎 7 块、胸椎 12 块、腰椎 5 块），1 块骶骨，1 块尾骨组成。它的解剖结构图在第二章中介绍过。

椎骨与椎骨间由一个纤维软盘——椎间盘连接。中间有一个封闭的髓核，髓核是液体，它起到调节分配来自各个方向的压力。由于胸椎有肋骨连接相对较稳定，而颈椎和腰椎较为灵活，又处在头部和躯干的力量中心，因此这两个部位较容易出问题。由于人们生活工作的特殊体位，常常造成锥体错位，使局部压力过大。另外随着年纪的增加，髓核中的液体减少也会造成功能退化现象（见图 3-5-3）。

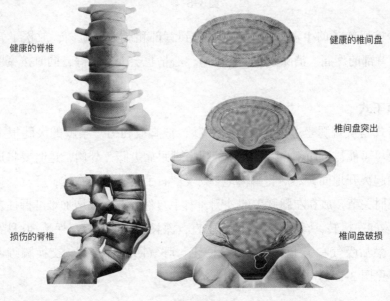

健康的脊椎
健康的椎间盘
椎间盘突出
损伤的脊椎
椎间盘破损

图 3-5-3

通常情况下只要椎间盘髓核没有破损，通过调整身体姿态，恢复周边肌肉的活力，通过特别设计的瑜伽动作是可以延长椎间盘的使用寿命的。

四 扭转系列常用瑜伽体式

1 半脊柱扭转式（1、2）

半脊柱扭转式1：从直腿坐进入，屈左膝，把脚放在右膝外或大腿外侧，吸气，右手上举，同时拉长脊柱，呼气，右手用肘关节抱住左膝盖，同时向左转体，脊柱保持中正，臀部不离地，顺势将左手落在臀部的正后方。保持30秒钟或3~5个呼吸。呼气，回正，换脚。练习3~5次。

半脊柱扭转式2：与半脊柱扭转式1不同的是手上的动作，半脊柱扭转式2在转体时从左膝盖外将右手从膝盖下穿过，左手绕过腰后两手互握捆绑(见图3-5-4)。

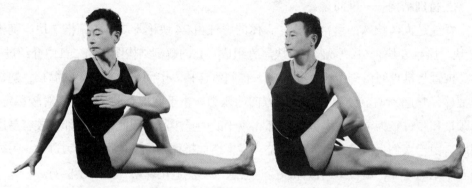

图 3-5-4

半脊柱扭转式的生理效应：它可以拉到背部和腹部的肌肉，放松了脊椎的神经，减轻背部的疼痛，消除紧张。练习时，心情也会变得平静，同时按摩腹部的内脏器官。

2 鱼王式

鱼王式是从直腿坐进入，左腿先屈膝，把脚放在另一条腿的大腿根上成半莲花，脚要尽可能靠近腹部；弯曲另一条腿将脚跟靠近膝盖外侧，这时要将这一侧的臀部先抬起离开地面，然后将脚落地；吸气，右手上举拉长脊柱，呼气，把右手臂外侧（或肘关节）放在左腿膝盖的外侧，右手自然向上（或增加难度握住左脚的脚踝），身体向左扭转，脊柱尽量与地面垂直，深长缓慢地呼吸，保持30秒钟或3~5个呼吸，然后吸气右手上举拉长脊柱回正，呼气回到直腿坐。交换脚练习，重复3~5组（见图3-5-5）。

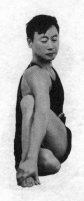

图 3-5-5

鱼王式的生理效应：这个动作除了扭转系列所带来的共同生理效应外，由于盘腿脚对腹部的挤压会更加强烈，对内脏的刺激更优越，同时对激活昆达里尼也非常有效果。

3 扭转头及膝（及变化）

分腿坐，屈右膝大小腿折叠脚背落地（半英雄），膝盖尽量朝外打开，吸气右手上举，拉长身体，呼气身体向左侧屈，左手反掌掌心朝上，抓住左脚的脚趾，肩关节落在左大腿内侧，尽量扭转身体，脸朝上。保持30秒钟或3~5个呼吸。吸气，起身，呼气还原。换方向做同样的动作，练习3~5次。它的另一变化做法是，从分腿坐进入该体式（见图3-5-6）。

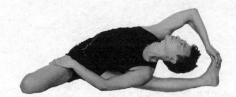 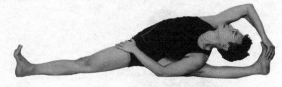

图 3-5-6

扭转头及膝式的生理效应：和脊椎扭转式有相似的生理效果，可以按摩腹部和胸部，消除背部疼痛，对长期伏案工作的练习者很有效。

4 力量脊柱扭转式

分腿坐，背部挺直，膝盖不能弯曲，右手抓住左脚的大脚趾，手臂伸直，吸气用左手带动身体向左扭转，左臂向后上方伸展，同时转头向左，呼气，回正。然后换方向。练习5~10次（见图3-5-7）。

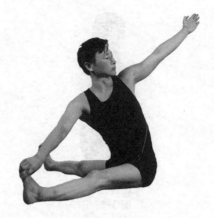

图 3-5-7

力量脊柱扭转式的生理效应：可以放松僵硬的脊椎和背部。

5 圣哲玛里琪（1、2、3、4）

圣哲玛里琪 1 式：从直腿坐开始，屈左膝，把左脚脚后跟落在大腿内侧膝盖朝上，靠近会阴处；吸气，左手上举，伸展脊柱，呼气身体前倾手臂从左膝盖前绕过，将左腋抵住左腿胫骨，右手绕过腰后握住左手手腕；呼气，伸展脊柱身体向右转，右腿保持主动伸直，保持这个扭转 3~5 个呼吸；呼气，身体转向正，将左膝盖向后推，使两个肩膀保持与地面平行，身体向前，靠近右腿，如果可以将下巴放在右膝上；保持 30 秒钟或 3~5 个呼吸。吸气，解开手臂左手上举，起身；呼气，回到直腿坐。换腿做同样的动作（见图 3-5-8）。

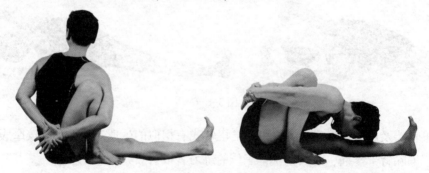

图 3-5-8

圣哲玛里琪 1 式的生理效应：圣哲玛里琪 1 式比较特殊，它前半部分是扭转，后半部分是前屈，所以它兼具了前屈和扭转的生理效果；腹部器官得到挤压和收缩，脊柱区域也得到很好的锻炼，可以使练习者的髋关节更加灵活。

圣哲玛里琪 2 式：圣哲玛里琪 2 式是在圣哲玛里琪 1 式的基础上增加难度，用半莲花来做，其他动作都一样（见图 3-5-9）。

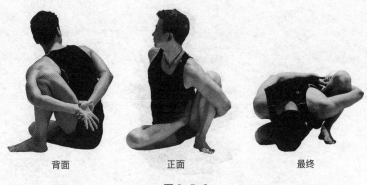

背面　　　　　　　正面　　　　　　　最终

图 3-5-9

　　圣哲玛里琪 2 式的生理效应：这个体式是圣哲玛里琪 1 式的加强式，因此它的益处与第 1 式相同但刺激更大些，有助于增强腹部器官的消化功能。

　　圣哲玛里琪 3 式：从直腿坐开始，屈左膝，把左脚脚后跟落在大腿内侧膝盖朝上，靠近会阴处；吸气，右手上举，伸展脊柱，呼气身体左转并前倾右手臂从左膝盖前绕过，左手绕过腰后握住右手手腕；呼气，伸展脊柱身体向左转，右腿保持主动伸直，保持这个扭转姿势 30 秒钟或 3~5 个呼吸；吸气，解开手臂转身右手上举；呼气，回到直腿坐。换腿做同样的动作（见图 3-5-10）。

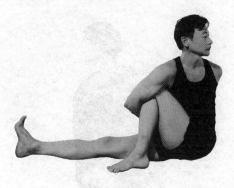

图 3-5-10

　　圣哲玛里琪 3 式的生理效应：这个姿势可消除背痛、腰痛以及臀部疼痛；强健肝脏和脾脏。

　　圣哲玛里琪 4 式：圣哲玛里琪 4 式是在圣哲玛里琪 3 式的基础上增加难度，用半莲花来做，其他动作都一样（见图 3-5-11）。

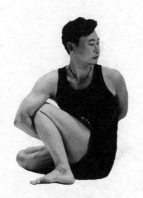

图 3-5-11

圣哲玛里琪 4 式的生理效应：圣哲玛里琪 4 式能够活跃脐部附近的神经，调理肝脏、脾脏和胰腺功能，还能使肩部更加灵活。

6 巴拉瓦加扭转式（1、2、3）

巴拉瓦加 1 式：从雷电坐开始，将臀部向右侧移动坐在垫子上，双脚在臀部的左侧；吸气，伸展脊柱，用左手扶着右膝盖；呼气，右手绕过腰后去抓左手肘关节，同时身体向右转；保持 30 秒钟或 3~5 个呼吸，吸气还原，换方向做（见图 3-5-12）。

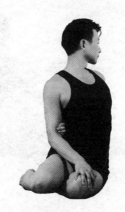

图 3-5-12

巴拉瓦加 2 式：与巴拉瓦加 1 式类似，就是手上动作有些不同，左手的手掌放在右膝盖下面；右手绕过腰后去抓左大腿内侧，同时身体向右转；保持 30 秒钟或 3~5 个呼吸，吸气还原，换方向做（见图 3-5-13）。

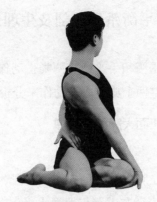

图 3-5-13

由于巴拉瓦加 1 和 2 式比较相似，也有人将 1 和 2 合并为一个体式，叫它巴拉瓦加 1 式。

巴拉瓦加 3 式：如果将巴拉瓦加 1 和 2 合并叫巴拉瓦加 1 式，那么巴拉瓦加 3 式就叫巴拉瓦加 2 式了。它是从直腿坐开始，先屈左膝半英雄坐姿，再屈右膝半莲花，脚背放在左大腿根上；吸气，伸展脊柱，左手扶着右膝，右手绕过腰后抓住右脚脚趾；呼气身体向右扭转；保持 30 秒钟或 3~5 个呼吸，吸气，解开双手，呼气还原，换方向练习（见图 3-5-14）。

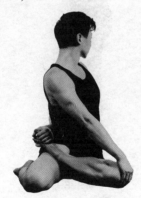

图 3-5-14

巴拉瓦加（1、2、3）式的生理效应：能给脊柱带来更多的血液供应，调节脊神经；消除背部疼痛，增加全身关节的灵活性。它的特别之处是螺旋形的扭转，对胸椎和肩关节的刺激会比其他扭转更强烈一些。

第六节　平衡系列解剖及生理效应分析

平衡类体式，分为站立平衡和手平衡这两类，动作较为典型，还有一些坐姿的平衡体式。以大脚趾和鹤蝉这两个典型平衡动作来分析肌肉的解剖特点。

一　典型平衡动作分析——正面大脚趾和鹤禅

1　正面大脚趾式

从山式进入，吸气，屈左膝，用左手抓住大脚趾，大脚趾和脚踝要主动发力；呼气，左腿向前上方蹬出，直至左手臂与地面水平，右腿及身体保持山式；这个动作熟练以后，可以用两个手去抓脚，并进一步将脚靠近脸。稳定后保持30秒钟或3~5个呼吸；换脚练习（见图3-6-1）。

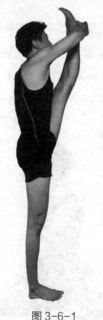

图 3-6-1

大脚趾式对腿部及核心肌肉的力量是一个很好的锻炼，同时还可以很大程度上提高人身体的平衡能力，缓解腰椎的疼痛和不舒服的感觉。这个动作的特别之处是，当我们拉起一条腿时，这一侧的髂腰肌会缩短，而另一侧的髂腰肌却是被拉伸的，这对增加髂腰肌的活力有很大益处。

2　鹤禅式

屈膝下蹲，双膝分开，先将两上臂腋窝靠近膝盖内侧；然后双手撑地，五指保持主动张开；吸气，身体前倾，抬高臀部，将重心前移到手臂上方，这时候脚就可以轻松离地，膝盖紧紧抵住上臂以保持平衡，呼气，大脚趾靠在一起，注视鼻尖，用手指来控制方向；保持 30 秒钟或 3~5 个呼吸。吸气，手指用力抓地，呼气，放下脚回到开始姿势（见图 3-6-2）。

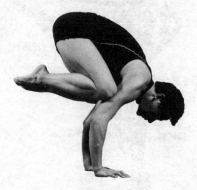

图 3-6-2

与大脚趾式不同的是，鹤禅式的练习，需要髋关节的屈曲能力很强，屈肌群尤其是髂腰肌的收缩力量要很好。需要一定的手臂、手腕和手指力量，膝盖内侧要靠近手臂后腋窝处，具备了关节的活动度及肌肉的力量，剩下的就是移动重心和一点勇气了。

二　平衡系列练习带来的共同生理效应

通过平衡练习，能有效地帮助练习者激发体内的能量，提高神经系统的控制能力，同时对情绪、心态都会有很大的调节作用，更重要的是通过平衡练习，了解平衡的真谛。

三　大脚趾式和鹤禅式的主要肌肉的工作特点

1　大脚趾式参与工作的主要肌群

前腿的髂腰肌、股四头肌在做主动向心收缩；下面站立腿的股四头肌、腘绳肌、胫骨前肌在做等长收缩起到支持作用；前腿的内收肌、腘绳肌、腓肠肌、比目鱼肌、臀大肌，还有下面支撑腿的髂腰肌是被拉伸的（见图 3-6-3）。

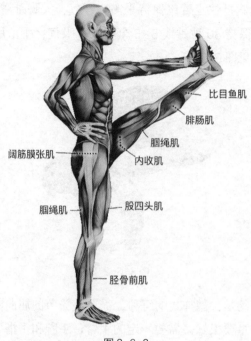

比目鱼肌

腓肠肌

腘绳肌

内收肌

阔筋膜张肌

腘绳肌

股四头肌

胫骨前肌

图 3-6-3

2 鹤禅式参与工作的主要肌群

肱三头肌、前锯肌、腘绳肌、髂腰肌在做主动向心收缩; 肩部的旋转套肌在做等长收缩起到支持作用; 股四头肌、臀大肌背阔肌是被拉伸的 (见图 3-6-4)。

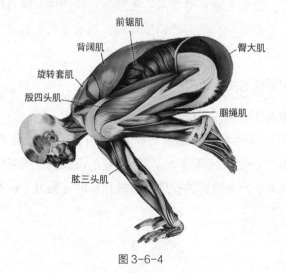

前锯肌

背阔肌

臀大肌

旋转套肌

股四头肌

腘绳肌

肱三头肌

图 3-6-4

四　平衡系列的常用瑜伽体位

1　树式

从山式站立开始，屈左膝，把脚放在右腿的大腿内侧，脚跟靠近会阴并略朝前，膝盖向外，保持平衡，双手在胸前合掌，保持30秒钟或3~5个呼吸，换腿练习（见图3-6-5）。

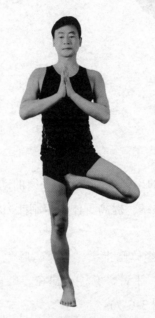

图3-6-5

树式的生理效应：使腿部的控制力增强，胸部、背部肌肉的均衡及稳定性提高，能量得到提升。

2　舞蹈式（及变体舞王）

从山式站立开始，屈右膝，右手臂外旋，从内侧抓住脚踝或小腿，稳定后，吸气，右脚发力向后上方抬起，右手抓住脚踝或小腿保持右腿充分伸展，左手前平举手不过肩，眼睛看着手指的方向，保持30秒钟或3~5个呼吸，呼气放下右腿，还原。换腿练习。它的变体叫舞王式，与舞蹈动作类似，但对后弯的要求高一些；用手抓住脚踝，转肩转胸，肘关节朝上，然后将另一个手向后一起抓脚（见图3-6-6）。

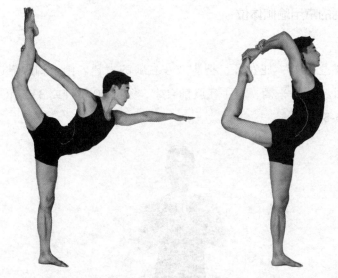

图 3-6-6

舞蹈式（及变体舞王）的生理效应：站立平衡的动作兼顾了站立动作和平衡动作的生理效应；能平衡神经系统，提高身体的控制能力和注意力，使腿更有力。

3 战士三式

山式站立，吸气，两手经体侧上举，合掌，呼气，身体向前，一条腿向后伸展，单腿立，保持身体、头、手臂、脊柱和腿在一条直线上，保持 30 秒钟或 5 个呼吸；换手，换腿练习（见图 3-6-7）。

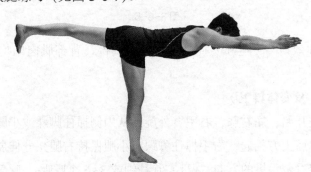

图 3-6-7

战士三式的生理效应：拉伸手臂、腰部、臀部和腿部肌肉，放松下背部，帮助发展神经协调性。

4 鹤式

山式开始，身体前屈，吸气，向上抬起一条腿，呼气，双手抓住另一条腿，将身体靠近支撑腿，直到两条腿接近一条直线；保持 30 秒钟或 3~5 个呼吸，换腿练习（见图 3-6-8）。

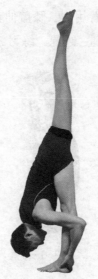

图3-6-8

鹤式带来的生理效应：加强腿部肌肉的稳定性，使血液流入大脑，对内脏及消化系统带来良好影响，同时对臀部及胸部肌肉有强化作用。

5 脊柱式（V字平衡）

从直腿坐开始，屈膝，用手抓住大脚趾，吸气，脊柱伸直，大脚趾要用力与手指形成对抗；呼气，双脚向斜前方蹬出，直到腿和手臂完全伸直，用坐骨来保持平衡；练习初期，如果腿伸不直，就先屈膝做，要保证脊柱伸直；平衡稳定后保持30秒钟或3~5个呼吸；呼气，把腿放下，还原。练习3~5轮（见图3-6-9）。

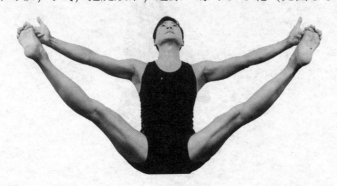

图3-6-9

脊柱式（V字平衡）生理效应：这个体位对腹部器官，特别是肝脏有益，能有效激活腹部的肌肉，放松神经，伸展背部的肌肉，保持脊椎的弹性。

6 无支撑双腿背部伸展

直腿坐，屈膝两手抓脚后跟，吸气，将大腿靠近胸部，保持脊柱伸展，脚离地；用坐骨保持平衡，呼气，手臂用力，膝盖伸直并靠近身体，稳定后保持 30 秒钟或 3~5 个呼吸；呼气，放下双腿，还原。练习 3~5 组（见图 3-6-10）。

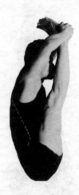

图 3-6-10

无支撑双腿背部伸展的生理效应：和背部伸展式效果类似，同时，还能帮助平衡神经系统。

7 半莲花膝伸展式

直腿坐开始，屈右膝，把右脚放在左大腿上，半莲花，屈左膝抱腿，吸气，伸展左膝盖，用坐骨来维持平衡，呼气，保持，稳定后保持 30 秒钟或 3~5 个呼吸；呼气，放下脚，还原；换脚换手练习。重复 3~5 组（见图 3-6-11）。

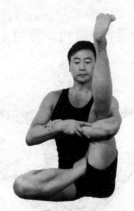

图 3-6-11

半莲花膝伸展式的生理效应：促进消化，有益内脏功能的激活；平衡神经系统。

8 飞马式

山式站立，吸气，屈左膝半莲花；呼气，弯曲右膝，将左膝盖放在地面，双手胸前合掌；保持 30 秒钟或 3~5 个呼吸；吸气，起身，呼气，还原。换腿练习，重复 3~5 组（见图 3-6-12）。

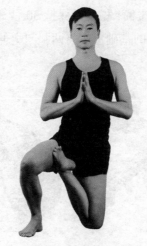

图 3-6-12

飞马式的生理效应：这个体位能拉伸腿部肌肉和膝关节。

9 单腿鹤禅式

在鹤禅式的基础上，抬起一条腿，直到伸直，保持这个姿势 30 秒钟或 3~5 个呼吸（见图 3-6-13）。

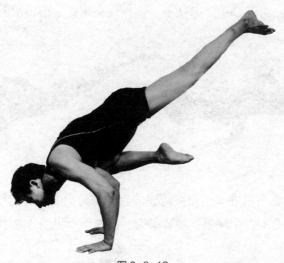

图 3-6-13

单腿鹤禅式的生理效应：平衡神经系统，强化手臂及核心力量，锻炼平衡能力。

10 双手蛇（及变化）式

双脚开立比肩略宽，屈膝，身体前屈，身体贴靠大腿，双肩从两腿间绕到小腿后侧，臀部向下坐，双掌在两脚外侧撑地，吸气，将两脚离开地面，找到重心，手臂承受身体重量；呼气，维持平衡；稳定后保持 30 秒钟或 3~5 个呼吸。

其变化式，是在这个动作的基础上，将两腿向上伸直（见图 3-6-14）。

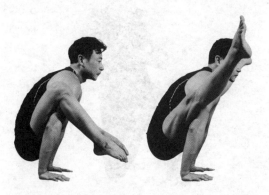

图 3-6-14

双手蛇（及变化）式的生理效应：强健手臂肌肉，增加肩关节和下背部的灵活性，按摩腹部的内脏器官。

11 昆丁亚（康迪亚）1-3

昆丁亚 1：从蜥蜴俯撑开始，将前腿向外侧前方伸出，同时将重心前移，后腿抬离地面，保持 30 秒钟或 3~5 个呼吸。换脚练习，3~5 组（见图 3-6-15）。

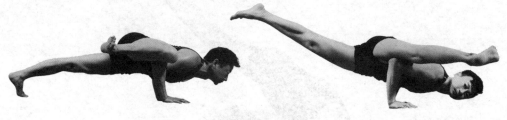

图 3-6-15

昆丁亚 2：从侧乌鸦进入，先将两腿伸直，再将上面的腿向后上方伸展开，稳定后保持 30 秒钟或 3~5 个呼吸，换脚练习，3~5 组（见图 3-6-16）。

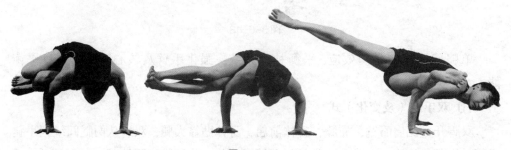

图 3-6-16

昆丁亚 3：从趾尖式进入，身体扭转，将上面的脚踩在大臂上，转身抬高臀部将重心移到两手之间，将另一条腿向外伸直，保持 30 秒钟或 3~5 个呼吸，换脚练习 3~5 组（见图 3-6-17）。

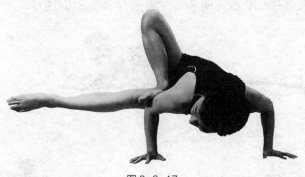

图 3-6-17

昆丁亚系列练习带来的生理效应：这个系列对手臂力量的要求较高，通过练习可以明显提高上肢及肩带周围的肌肉活力，对神经系统的协调平衡有益。

12 侧支架拉趾

从斜板俯撑开始，转体成侧支架，稳定后，吸气，将上面的腿屈膝，同侧手抓大脚趾，大脚趾有力，呼气，再将腿向侧上方蹬出，直到完全伸直；保持 30 秒钟或 3~5 个呼吸。换脚练习，3~5 组（见图 3-6-18）。

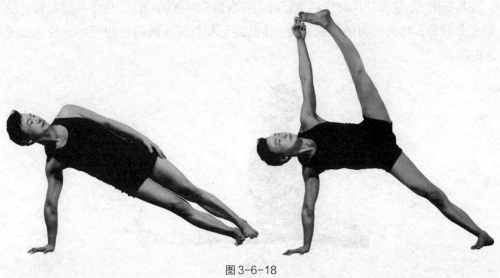

图 3-6-18

侧支架拉趾练习带来的生理效应：增强了神经系统的平衡，使腿部肌肉更强健，拉伸手臂和下背部。

13 神猴式（及变化）

从下犬进入，将一条腿向后上方抬起，吸气，将上面的腿用力向前摆，从两手之间穿过，呼气，后腿脚背落地尽量向后伸展，最终将大腿前侧落地，稳定后双手合十，手臂上举，保持30秒钟或3~5个呼吸（见图3-6-19）。

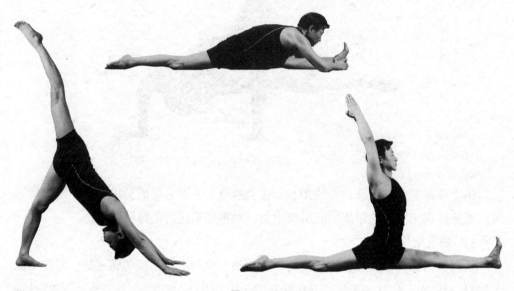

图 3-6-19

其变化式：是在神猴动作熟练以后，将后面的伸展腿弯曲，用手抓着脚背，使腿充分弯曲，加大后腿的伸展力度；使髂腰肌和股四头肌的拉伸更加充分（见图3-6-20）。

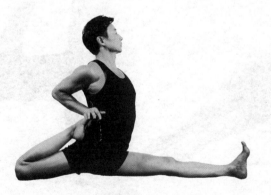

图 3-6-20

神猴动作的生理效应：提高身体的平衡能力，加强腿部和臀部的血液循环；按摩腹部的内脏，对怀孕的妇女特别有益。

第七节　倒立体式系列解剖及生理效应分析

一　典型平衡动作分析——头倒立

头倒立是一个以头作支撑的体式，也是瑜伽体式中最重要体式之一，被誉为"体式之王"。

从雷电坐开始，身体前屈，双肘落地与肩同宽，将头顶落地，与肘关节形成等边三角形，双手将头固定住后；吸气，脚尖点地，臀部抬高并靠近头的正上方，呼气，顶肩收腹，脚尖离地，展髋，直到腿完全伸直（见图 3-7-1）。

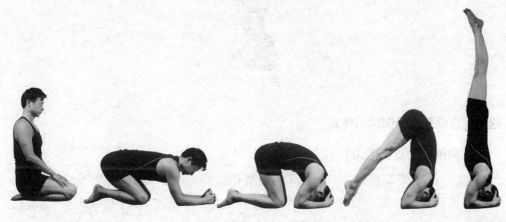

图 3-7-1

二　倒立系列练习带来的共同生理效应

倒立系列练习可使大脑平静并且缓解轻微忧郁，加强注意力；强健脑下垂体和松果体、平衡内分泌系统；提高手臂及核心的稳定性；防止静脉曲张，缓解腿部疲劳和疼痛；健肺、调整腹部脏器；改善循环，提高消化能力；缓解更年期症状、对哮喘、脱发、失眠有辅助治疗作用；可以使血液中的血红素显著增加。

三　头倒立式的主要肌肉的工作特点

参与工作的主要肌群：旋转套肌、前锯肌、股四头肌在做主动向心收缩；肱三头肌、腹直肌、阔筋膜张肌、臀大肌、腘绳肌、腓肠肌、腓骨长肌处在等长收缩，起到支持作用；背阔肌、胸大肌、腹外斜肌是被拉伸的（见图 3-7-2）。

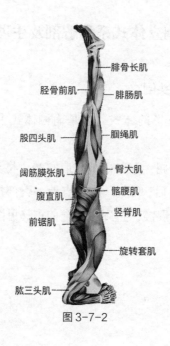

图 3-7-2

腓骨长肌

胫骨前肌　　　　腓肠肌

　　　　　　　　腘绳肌

股四头肌

阔筋膜张肌　　　臀大肌

腹直肌　　　　　髂腰肌

前锯肌　　　　　竖脊肌

　　　　　　　　旋转套肌

肱三头肌

四　倒立系列的瑜伽常用体式

1　肩倒立（及变化式）

仰卧，两腿并拢伸直，两手落在体侧掌心朝下，屈膝、屈髋，吸气，手臂用力将臀部推离地面，肘关节弯曲，呼气，双手托着后背先到犁式；再次吸气，展髋，把腿伸直，背部充分伸展，使腿和身体在一条直线上；呼气，保持30秒钟或3~5个呼吸；还原（见图3-7-3）。

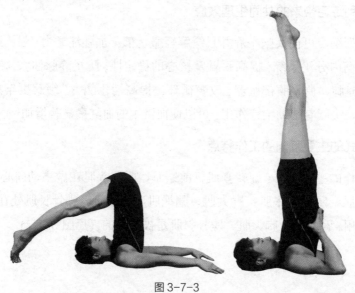

图 3-7-3

肩倒立的变化式：可在肩倒立的基础上盘莲花，也叫莲花肩倒立 (见图 3-7-4)。

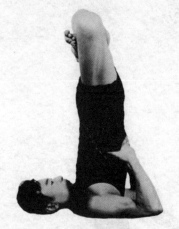

图 3-7-4

肩倒立式带来的生理效应：内脏器官得到按摩，血液循环得到改善，供氧水平提高。但要注意的是，这个动作对颈椎有问题的人来说要慎重，或采用辅助的方式完成。

2 莲花头倒立

在头倒立的基础上，盘莲花 (见图 3-7-5)。

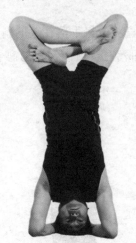

图 3-7-5

莲花头倒立带来的生理效应：与头倒立的生理效果类似，但效果更优于头倒立。

3 支撑头倒立 (头手倒立)

雷电坐，身体前屈，双手落在膝盖两侧，头落地；调整手和头的距离，使头和手成等边三角形；吸气，脚尖点地抬起臀部；呼气，髋关节折叠，将臀部移到头的正上方；再吸一口气，展胯，将腿完全伸直，呼气核心收紧；稳定后，保持 30 秒钟或 3~5 个呼吸（见图 3-7-6）。

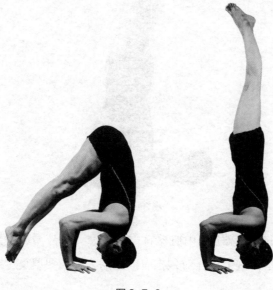

图 3-7-6

头手倒立带来的生理效应：与头倒立类似。

4 无支撑头倒立

在头手倒立的基础上，伸直双臂将手落在头的斜前方掌心朝上，双手基本不用力，只是维持平衡，重心几乎都落在头顶；保持 30 秒钟或 3~5 个呼吸（见图 3-7-7）。

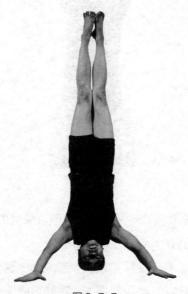

图 3-7-7

无支撑头倒立带来的生理效应：与头倒立相似，但是强度和难度比头倒立要强烈一些。

5 蝎子

在头倒立的基础上，将手臂转成掌心朝下，吸气，先将髋关节超伸，同时肩关节和胸椎也相应做出角度调整，重量完全由手臂承担，用手掌和手指来调节前后平衡，抬头先到孔雀开屏；呼气，屈膝，加大髋关节及胸椎的伸展角度，稳定后保持30秒钟或3~5个呼吸；吸气，先把头放下，回到头倒立式；呼气，把脚放下，回到雷电坐（见图3-7-8）。

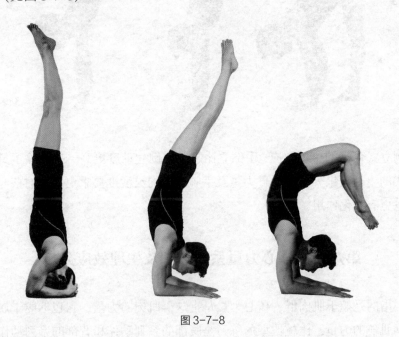

图3-7-8

蝎子式带来的生理效应：可以减缓身体的衰老，增加大脑的供养量，拉伸腹部，强化背部的伸展肌群，滋养脊椎的神经，强化手臂力量，增强平衡性。

6 手倒立（及变化式）

站立前屈，手落在脚的前方，手掌手指保持充分伸展；吸气，抬起一条腿顺势将重心向前移到手掌上方，并抬起另一条腿，用手指来控制方向，将两条腿靠拢，直到完全垂直，呼气，保持。熟练后，可做变化式，将髋关节继续伸展并屈膝，胸和肩的角度随之调整，使身体保持平衡（见图3-7-9）。

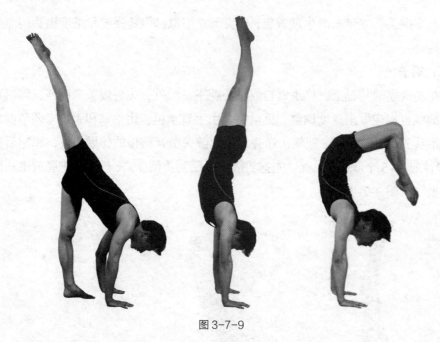

图 3-7-9

手倒立式带来的生理效应：手倒立比起其他倒立难度更高一些，除了具备其他倒立体式的生理效果外，对手臂力量及手腕手指的灵活度要求更高，对核心肌群的稳定性也更有强化作用。

第八节　核心力量系列解剖及生理效应分析

核心指的是躯干肌肉群，核心力量是指这群肌肉的力量，它包括躯干屈肌群的力量和展肌群的力量，比较典型的练习是腹部的系列动作和背部的系列动作。以蝗虫式为例来分析常用的一些肌肉。

一　典型平衡动作分析——蝗虫式

蝗虫式是模仿蝗虫伏在地上时的姿势而来（见图 3-8-1）。

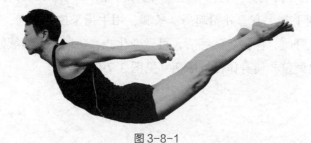

图 3-8-1

蝗虫式练习带来的生理效应：它对于治疗各种腹部疾病有很好的疗效，有助消化，并能够消除胃部疾患和肠胃胀气。由于脊柱得到了充分的伸展，因此有助于增强脊柱的弹性。这个体式还可以消除腰部疼痛，患有腰椎间盘突出、膀胱或前列腺疾病的人经常练习这个体式可以获得很大的益处。

二 核心系列练习带来的共同生理效应

这个系列实际上包括背部和腹部的练习，背部的练习蝗虫的生理效果是比较有共性的。而腹部的练习对于高血压患者、心脏病患者不太适合，背部有过拉伤或者疼痛者要谨慎练习。

腹部系列练习带来的生理效应，对内脏器官影响较大。腹部是能量的源头，丹田就在这里，这一系列的练习除了可以激活丹田的能量外，对消化系统非常有好处，对于消化不良和便秘来说很有效。

三 蝗虫式的主要肌肉的工作特点

竖脊肌、臀大肌、肱三头肌、腘绳肌在做主动向心收缩；阔筋膜张肌、前锯肌在做等长收缩起到支持作用；腹直肌、髂腰肌、股四头肌、胸锁乳突肌、三角肌前中是被拉伸的（见图 3-8-2）。

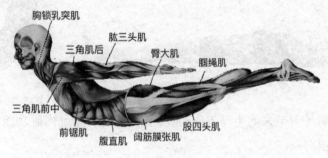

图 3-8-2

四 核心力量瑜伽常用体式

1 仰卧双腿收腹

仰卧，手臂放在身体两侧掌心朝下；直腿，双腿绷紧，抬离地面到 90°，再把腿放下接近地面，重复抬腿 10~30 次（见图 3-8-3）。

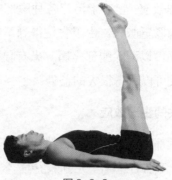

图 3-8-3

仰卧双腿收腹练习带来的生理效应：可以强化腹部的肌肉，并且按摩内脏器官，增进消化系统功能。

2 两头起收腹

仰卧，手臂举过头顶，两腿伸直绷紧；收腹起身抬腿，用手去碰脚尖；放下后重复 10~30 次（见图 3-8-4）。

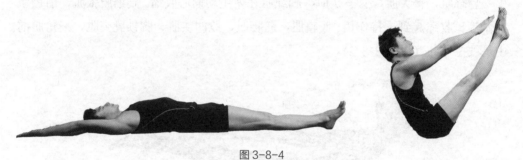

图 3-8-4

两头起收腹练习带来的生理效应：除了强化腹部，增强内脏功能，它对身体的协调性培养也很有效。

3 船式

直腿坐，屈膝身体稍向后倾，用坐骨来维持身体平衡，把脚抬离地面伸腿，保持 30 秒钟后放下，重复 3~5 次（见图 3-8-5）。

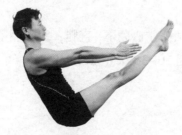

图 3-8-5

船式练习带来的生理效应：与其他收腹练习不同的是，船式是静止动作，更需要平衡感和稳定性。

4 卷腹练习

仰卧屈膝，双手抱头，脚固定，卷腹身体靠近大腿，反复练习 20~50 次；另一种做法，是将腿抬离地面并保持，反复做卷腹，20~30 次（见图 3-8-6）。

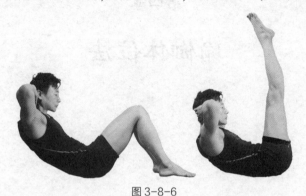

图 3-8-6

卷腹练习带来的生理效应：卷腹对上腹部的刺激更强烈一些，其生理效果与其他收腹练习类似。

5 平板支撑

从斜板进入，用肘关节作支撑，手指交握，夹肘前锯肌发力，使肩胛骨固定，保持臀部与肩同高，稳定后保持 1~5 分钟（见图 3-8-6）。

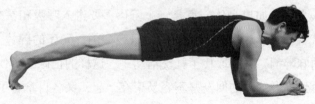

图 3-8-6

平板支撑练习带来的生理效应：强化腹横肌的力量，对腰背部有很好的保护效果，同时可以使肩胛骨更具稳定性；对体型的改善也大有益处。

第四章

瑜伽体位法

身体是外在的心灵，心灵是内在的身体。身体失去了优雅与宁静，心灵将无法安定。找到那个稳定的同时是舒服的姿势，是瑜伽体位练习的目的。

第一节　瑜伽身体评估

对于一般人来说，如果身体一直是一个障碍，要进入呼吸和冥想练习会很难。尤其是对于现代人来说，快节奏、高压力、日夜颠倒、无序的碎片信息轮番涌入，游戏成了心灵的麻醉剂，网络取代了社交活动……这样的忙碌必然使身体过劳，心神不定。经常看到一群忙碌的朋友好不容易聚在一起，又各自拿着手机看，大家坐在一起却心不在焉，匆匆地赶场。忙碌、不安，总是留有遗憾，听到最多的就是"下次一定好好……""事情为什么会这样？""世界为什么这么不公平？""如果当初……现在就不会……"。

实际上生命中的每一个片刻都是唯一的，不会有下一次，如果一再错过，可能就会错过一生。孩子时代，不要错过"天性"；学生时代，不要错过"成长"；青春时代，不要错过"对的人"；成家后不要错过，孩子的"陪伴"；职业生涯中，不要错过"心中的达摩"（适合你的也是你想做的工作）；有了积累后，不要错过跟他人"分享"；父母老去时，不要错过"孝行"；自己老去时，不要错过"拥有智慧"……如果，我们可以把人生遇到的每一件事都做满（行动而不执着，尽其所能地行动，而不执着于行动的结果），就不会累积遗憾。

但往往很多人一直都在累积着遗憾，用今天去追逐昨天或明天的事情，焦虑、紧张和恐惧就会如影随形。繁杂的内心，是不会有优雅身体的，如果内心的焦虑达到一定程度，身体就会失去平衡（病由心生）。

远离健康往往会从身体僵硬开始：脚趾分不开，手碰不到脚趾，手臂无法完全上举，脊柱失去该有的活动度；进而内脏的功能开始渐弱；直至生化指标发生变化（生病）。这些身体的信号伴随着你可能已经十年二十年了，但由于大家"忙碌"得已经失去了对身体应有的敏感度，僵硬、酸痛、怠惰、昏沉、乏力、烦躁……直到生病，这是身体一再给出的升级信号。在心理方面，由于焦虑、忧郁、矛盾、失落、烦躁、不安，内心开始分裂混乱，开始出现幻觉、妄想、情绪失控，在认知、情感、意志、行为等方面出现异常。

所以，要常停下来，给自己一点时间，评估一下自己，在没有生病之前，瑜伽的体位练习可以解决很多问题，当然哪怕是已经生病，有针对性的练习也可以帮助恢复健康。这就是瑜伽体位法为什么会有这么广的影响力。体位练习同样对心理有良性影响，带着专注和对呼吸的控制，加上练习中老师的引导，通过一段时间持续有规律的练习，练习者的呼吸节奏会发生变化，呼吸变得深沉绵长，头脑就会有机会慢下来。心理的问题其实就是头脑的问题，当头脑静下来时，内心就会安定下来，当老师引导学生经常体验这样的安定感，并把这种体验带入到生活中，心理的很多问题都会被超越。

"健康"这个词，按中文的习惯是这样解释的，"健"是指身体的强壮，身体可以张弛有度，快慢有节，动静自如的表现；"康"是指心理的状态，"康"有两层意思，第一是"宽广"的意思，心胸开阔，能容；第二层是"安定"的意思，内心的安定感。

《哈达与健康》

瑜伽的体位练习可以让我们健康起来。这也就是《瑜伽经》中描述的让身体达到"纯净"。是否健康，其实我们自己每天都可以查，这里提供七个基本动作，大家不妨每天给自己做个身体达标测试，如果你可以轻松做到，说明你的身体基本达标。但如果某几个动作已经很吃力，就要引起警觉，说明你的身体需要照顾了。这七个动作分别如下。

一　站立前屈（静止 30 秒）

从直立，髋关节屈曲，保持直腿，手掌可以完全落地并稳定保持 30 秒（见图 4-1-1）。

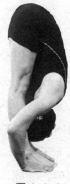

图 4-1-1

二　骆驼式（静止 30 秒）

胸椎与大腿成 90° 稳定后保持 30 秒（见图 4-1-2）。

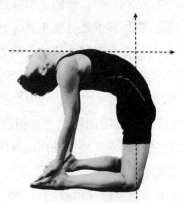

图 4-1-2

三　鹤禅式（静止 30 秒）

两个脚趾靠拢，稳定后保持 30 秒（见图 4-1-3）。

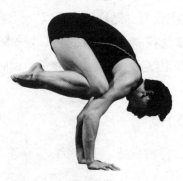

图 4-1-3

四 扭转侧伸展式（静止30秒）

髋关节的连线与肩关节的连线呈90°，脊柱与大腿在一条直线上，全脚掌落地（见图4-1-4）。

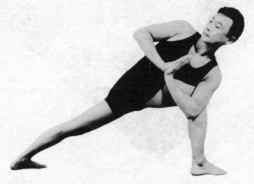

图4-1-4

五 能量式（静止30秒）

双手前平举，从直立到全蹲稳定后30秒，再回到直立（见图4-1-5）。

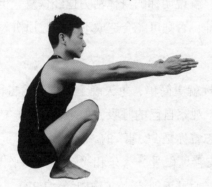

图4-1-5

六 蝗虫变化式（20次后保持30秒）

向后伸展时，大腿和胸要离开地面（见图4-1-6）。

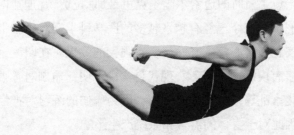

图4-1-6

七　船式（20 次后保持 30 秒）

从仰卧手臂上举过头，到收腹起身，后背和腿一起离开地面（见图 4-1-6）。

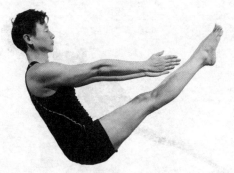

图 4-1-6

　　这七个类型的动作对于瑜伽练习者来说不算难。但对于很多不锻炼的人来说，可能会觉得困难。这些动作可以从一个角度，反映出一个人身体的基本活力。我称它为身体活力评估，可以作为健康指标的一个活力标准。反之，如果你通过练习可以轻松做到这七类动作，就说明你的身体活力已经恢复。但是练习还是有一些技术细节的，需要找一个老师，否则可能会造成不必要的损伤。

八　瑜伽心理评估

　　瑜伽心理的测量指标就更简单，每天晚上睡觉前给自己 20 分钟时间，静静地坐着；放下所有的事情，观察自己的呼吸，如果你觉得"安定"，这 20 分钟不会有任何想法打扰你。这标志着你是"安康"的。

　　"心境的平静来自友善、仁爱、喜乐和平等心。要平等对待快乐的与受苦的，值得的和不值得的，便能使意识纯洁"（《瑜伽经》1.33）。

　　"精微的知觉产生最高的意识转变，使心灵平静"（《瑜伽经》1.35）。

　　瑜伽体位法的练习并不能代替医疗，但它给每一个练习者带来的影响是巨大的。一直以来瑜伽在印度是被当作理疗的方法流传的。克里希那马查里亚就是用瑜伽的方法帮助并治愈了当时的迈索尔国王克里希那·拉贾·瓦迪亚四世的病，因此得到王公的赞助和庇护。当今已经有越来越多的医学科学家对瑜伽带来的身心疗愈现象做研究，并证实它在身心疗愈方面确实有强大的效果。在印度，我在老师的瑜伽学校里遇到了很多有疾病的练习者。现代科学也证明，瑜伽对哮喘、糖尿病、高血压、关节炎、消化紊乱等慢性疾病有疗效，因为瑜伽的练习对神经和内分泌系统起到平衡作用，并因此对于身体的器官和系统产生影响。

哈达瑜伽除了体位法练习，还提倡有序的生活方式（这在前面的章节中已经提到），还有其他的方法：清洁法、收束法、呼吸法、冥想法，这些方法在后面的章节中会逐一详细介绍。

第二节　*Gheranda Samhita*《格兰达本集》中 32 个体位

瑜伽体位练习历经千年，而现代瑜伽在全世界的重新兴起不到 100 年的时间。在中国也就近三四十年的时间，但发展的速度却是惊人的。商业是背后最大的推手，由于这个因素，瑜伽必须要有更多更新的形式来满足现代人的需求。

而创新是最符合商业逻辑的形式，于是各种名称被创造出来。有时同一种编排会有不同名称，同一个动作会有很多叫法，这也给瑜伽的学习带来更多的障碍。一些认真的人会为动作名称争论不休，所以我在这里先将哈达瑜伽的代表作之一的 *Gheranda Samhita*《格兰达本集》中的 32 个瑜伽体式，按其本来的顺序展示如下，意在让大家了解传统哈达瑜伽体式的古老记载，希望会给瑜伽的练习者和瑜伽老师带来一点参考与思索。

在 *Hatha Yoga Pradipika*《哈达瑜伽经》的经文中，Asana（体位）练习的比重很大。据说所有原始的体式有 8400000 个，代表了地球上 8400000 的生物种类。这些体式代表了从最简单的生命形式到最复杂的生命形式的一种逐渐进化过程：一个完全意识到的人类存在的进化。后来通过世代哈达瑜伽士的实践，把体式的数量减少到今天已知的几百个。在这几百个体位中，最有代表性的只有 84 个。在 *Gheranda Samhita*《格兰达本集》中，也说 84 个体位是最好的，但其中 32 个是最有用的。它们分别是：

1 Siddha（Perfect posture）至善坐式

把一个脚后跟放在肛门口，另一个脚后跟与之相叠并放在生殖器之后，通常在练习时下巴内收，保持宁静，专注于眉心，可达到解除束缚的效果（见图 4-2-1）。

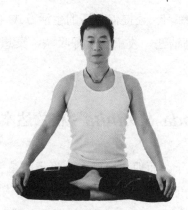

图 4-2-1

2 Padma（Lotus posture）莲花坐式（这里是指闭莲）

把左脚放在右腿上，右脚放在左腿上，双手身后交叉并抓脚趾。练习时最好把下巴内收，眼睛注视鼻尖。这个姿势可以疗愈许多疾病（见图 4-2-2）。

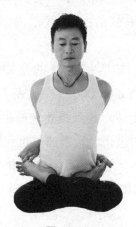

图 4-2-2

3 Bhadra（Gentle posture）优雅式（感谢式）

把脚后跟横着放，臀部（和睾丸）平放在地上，眼睛注视鼻尖，可以辅助治疗各种各样的疾病（见图 4-2-3）。

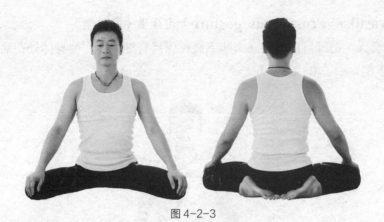

图 4-2-3

4 Mukta（Free posture）自由式（指简易至善坐）

将一只脚的脚后跟放在生殖器下面，另一个脚放在前面，脊柱保持伸展。它可以带来完美的觉悟（见图 4-2-4）。

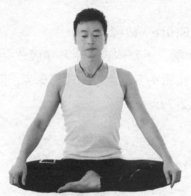

图 4-2-4

5 Vajra（Thunderbolt posture）雷电坐

脚后跟放在肛门两侧，大腿紧绷像金刚一样，它可以激活灵力（见图 4-2-5）。

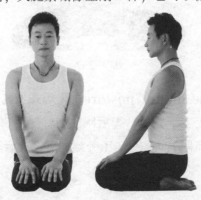

图 4-2-5

6 Svastika（Prosperous posture）吉祥坐（简易坐）

两腿交叉，把脚自由地放在大腿下面，保持脊柱伸展，使身体处在简单的状态（见图4-2-6）。

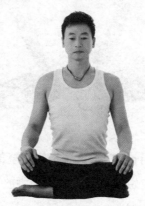

图4-2-6

7 Simha（Lion posture）雄狮式

优雅式坐姿，掌根朝前，手臂伸直，用鼻子吸气并拱背低头；呼气时伸展脊柱，抬头，张开嘴巴，伸出舌头，瞪大眼睛注视鼻尖，反复5~10次，这个练习是许多疾病的克星（见图4-2-7）。

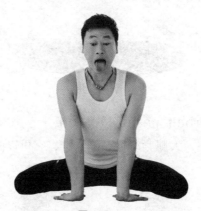

图4-2-7

8 Gomukha（Cow-mouth posture）牛嘴式（或牛面式）

两腿交叉内收，膝盖上下叠放，脚后跟放在臀部两侧，脚背朝下；一手内旋从身后曲肘，手背放在肩胛骨中间，另一手外旋屈肘在背后与之相握（见图4-2-8）。

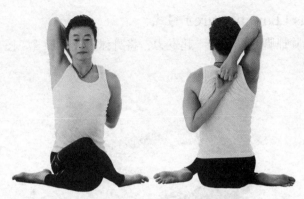

图 4-2-8

9 Vira（Heroic posture）英雄式

屈膝脚背落地，脚后跟放在臀部两侧，直到臀部坐实地面并可以保持脊柱伸直，闭眼缓慢呼吸，注意眉心，这是英雄坐（见图 4-2-9）。

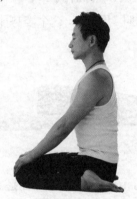

图 4-2-9

还有另一种坐姿，单腿的姿势与前者相同，另一只脚踩在大腿内侧的地面上，同侧手的肘关节落在膝盖上，用手托着腮部，闭眼缓慢呼吸，注意眉心（见图 4-2-10）。

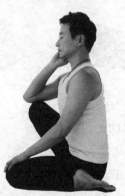

图 4-2-10

10 Dhanus（Bow posture）弓式

俯卧位，屈膝抓脚，手和脚一起发力，将身体拉成弓形（见图4-2-11）。

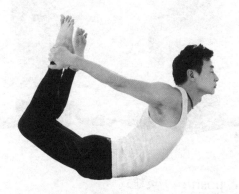

图4-2-11

11 Mrta（Corpse posture）仰卧式

躺在地上像尸体一样，也叫"尸式"。这个姿势能消除疲劳，使心绪平静（见图4-2-12）。

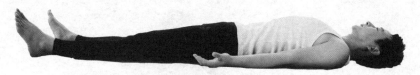

图4-2-12

12 Gupta（Hidden posture）隐藏式（俯莲式）

从莲花坐开始，双手在膝盖前支撑，用力将臀部离开地面，向前俯卧，下巴落地后，双手背后合掌，这就是"Guptasana吉普塔体式"。这个体式可以带来放松和安静（见图4-2-13）。

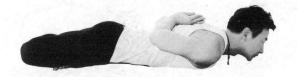

图4-2-13

13 Matya（Fish posture）鱼式

莲花坐开始，身体向后，先用肘关节作支撑，抬头挺胸，将头顶落在地面上，用头顶作支撑后，整个后背离开地面，最后肘关节离开地面，手抓脚。这个动作被誉为疾病的"终结者"（见图4-2-14）。

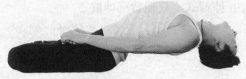

图 4-2-14

14 Matsyendra 鱼帝尊者（鱼王式）

先将一条腿盘莲花，另一条腿踩在其膝盖外侧，同时身体扭转，用手臂后侧或肘关节抵在膝盖或大腿外侧，这样下面盘莲花的脚会强烈压迫腹部对消化系统和激活昆达里尼有帮助（见图4-2-15）。

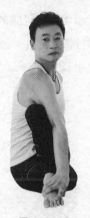

图 4-2-15

15 Gorak ha（yogi gorakhnath's pose）格拉基亚式

两只脚脚后跟朝上，脚底相对，靠近会阴，有两种做法，一是将手放在靠近脚跟的地方，另一种是将手放在膝盖上。喉部庞达（bandha），眼睛注视鼻尖。它是成功瑜伽士的体式（见图4-2-16）。

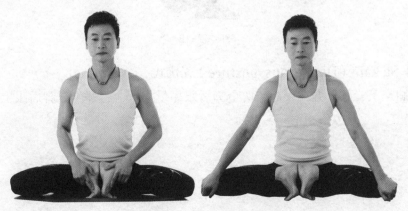

图 4-2-16

16 Pascimottana 伸背式（双腿背部伸展）

直腿坐，绷紧双腿，脚后跟离地，前屈手抓脚趾或脚底，额头落在膝盖或小腿上（见图 4-2-17）。

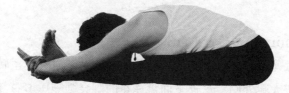

图 4-2-17

17 Utkata（Hazardous posture）冒险式（笨拙式）

双脚并拢，全蹲脚后跟靠近臀部，还有一种做法是脚尖落地，脚后跟靠近肛门，手臂上举难度较大，也可采用手臂前平举（见图 4-2-18）。

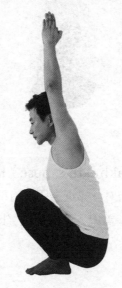

图 4-2-18

18 Sa kata（Dangerous posture）无忧式

两腿交叉，膝盖叠在一起，两个脚后跟尽量靠近，臀部坐在脚后跟上（见图 4-2-19）。

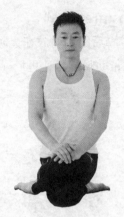

图 4-2-19

19 Mayura（Peacock posture）孔雀式

手臂外旋，手指朝后，用肘关节顶住小腹部，身体向前，腿向后伸展（或莲花盘腿）。孔雀式使腹部产生热量，消除食物毒素（见图 4-2-20）。

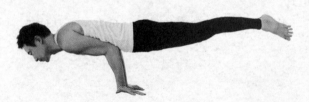 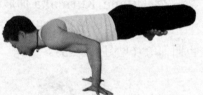

图 4-2-20

20 Kukkuta（Cock posture）公鸡式

莲花盘腿，手从膝盖窝处穿过，重心前移，并将身体撑起，使臀部离开地面（见图 4-2-21）。

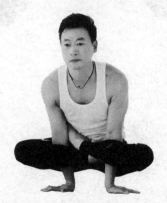

图 4-2-21

21 Kurma（Tortoise posture）龟式

将两个脚交叉，膝盖并拢，脚后跟相对放在会阴下，脊柱保持伸展，从背后看两只脚像乌龟腿；这个动作可以帮助唤醒昆达里尼（见图 4-2-22）。

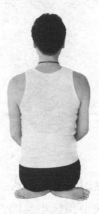

图 4-2-22

22 Uttana Kurmaka 伸展龟式

从公鸡式让臀部坐在地面，双手抱住头，就是伸展龟。另一种做法，是仰卧，也叫仰龟（见图 4-2-23）。

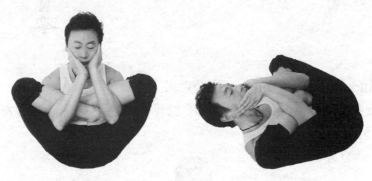

图 4-2-23

23 Uttana Manduka 伸展蛙式

双脚放在臀部后面，脚趾朝外，臀部大腿完全坐在地面上，膝盖向外向前，脊柱保持伸展，这叫伸展蛙式（见图 4-2-24）。

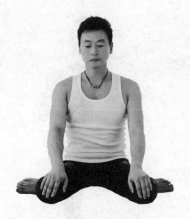

图 4-2-24

24 Manduka（Frog posture）蛙式

在伸展蛙的前提下，身体向前将臀部抬离地面，使大腿内侧落地，肘关节作支撑，双手托住下巴。两种不同难度的做法，一种是屈膝脚趾靠拢，另一种是直腿（见图 4-2-25）。

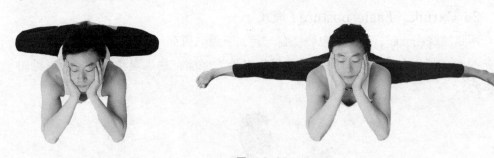

图 4 2 25

25 Vrksa（Tree posture）树式

单腿站立，另外一条腿屈膝，将脚踩在支撑腿的大腿内侧，脚后跟抵住会阴（见图 4-2-26）。

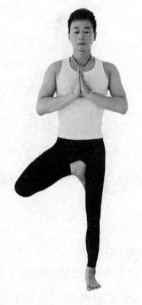

图 4-2-26

26 Garuda（Eagle posture）鹰式

两腿缠绕在一起，同侧手也缠绕在一起，下蹲时臀部向后，手臂向前，肘关节接近膝盖，保持专注，这个练习可以解除坐骨神经痛，祛风湿和关节积液（见图4-2-27）。

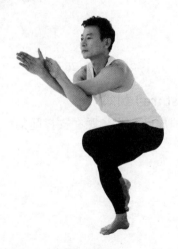

图 4-2-27

27 Vrsa（Bull posture）公牛式

左腿英雄坐，右腿屈膝，脚背放在左大腿根上，膝盖尽量朝前，脊柱保持伸展（见图 4-2-28）。

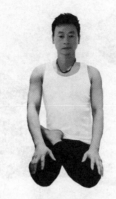

图 4-2-28

28 Salabha（Locust posture）蝗虫式

俯卧，将手放在大腿下方或整个手臂放在胸的下方，掌心朝上，抬起双腿，使大腿离开地面（见图 4-2-29）。

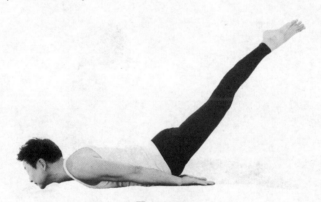

图 4-2-29

29 Makara（Crocodile posture）鳄鱼式

俯卧，两腿分开脚尖朝外，双手托住下巴肘关节作支撑（见图 4-2-30）。

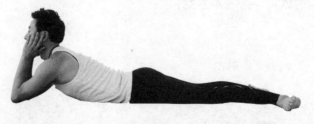

图 4-2-30

30 Ustra（Camel posture）骆驼式

跪立开始，髋关节和胸椎向后伸展，双手抓脚后跟（见图 4-2-31）。

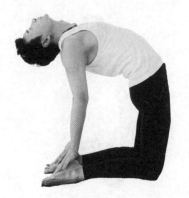

图 4-2-31

31 Bhujanga（Snake posture）眼镜蛇式

从俯卧位，双手推起脊柱向后伸展，耻骨及大腿以下部位不离地。这个动作增加身体的热量，消除很多疾病，同时唤醒昆达里尼（见图 4-2-32）。

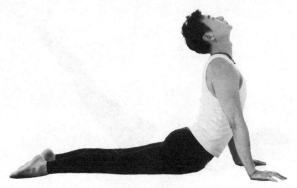

图 4-2-32

32 Yogamudrasana 心灵结合式（瑜伽式）

莲花坐，身体前屈，双手向前伸，掌心朝上，额头点地（或手臂向后伸展），这是瑜伽士常用的体式（见图 4-2-33）。

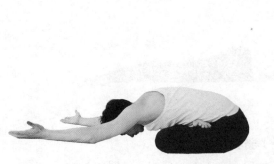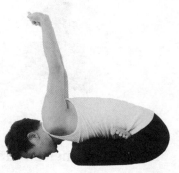

图 4-2-33

第三节　串联（Viniyasa）

追根溯源是接近真相的重要途径，了解古籍哈达瑜伽的记载，至少不会迷失在众多瑜伽练习的衍生变化之中。我在第三章中已经将常用的八类动作作了介绍，在这一节里重点给大家介绍成套动作的串联练习，串联（Viniyasa）是现代哈达体位练习的主要特征。

克里希那马查里亚用哈达瑜伽的"治疗"及个人超级能力展示，获得了人们的关注。不止于此，他还组织弟子们在各种公开场合进行集体表演，将古老的练习用串联（Viniyasa）重新展现在世人面前，成功地为哈达瑜伽的复兴奠定了基础，也为现代哈达瑜伽练习带上了串联（Viniyasa）特征，阿斯汤加是最具代表性的固定编排。

串联（Viniyasa）更符合现代人的节奏和心理。由于串联可以将更多的动作有机地结合在一起，前后两个动作几乎是无缝衔接，使练习的效率大大提升。串联（Viniyasa）的练习也兼顾了前后两个相反动作之间的互为放松。所以现代哈达瑜伽也就带上了这样的烙印。串联也不是克里希那马查里亚凭空想象出来的，它源于传统拜日式和拜月式。

一　传统拜日式

拜日式(Surya namaskara) 也叫向太阳祈祷式。surya 意思是太阳，而 namaskara 意思是敬礼或者是尊敬的意思。最初这是一组朝圣的动作，是在各种祭祀活动中使用，从这一点上看，它应该在前吠陀时代就

传统拜日式

有了雏形。但无论是《哈达瑜伽经》还是《格兰达木集》都没有把它列入练习之中。

在传统瑜伽练习前都会保留一个仪式，就是向祖先和师父致敬，所以在早期，拜日式应该就是作为仪式的一部分，而不是动作。所以拜日式何时成型并成为哈达瑜伽练习前的一套固定练习，并没有找到相关记载。后来人们认识到这组动作具有很好的生理效果，它几乎是功效最全的一套练习动作。只要合理地加以练习，无论对关节、肌肉和内脏器官的保健与修复，还是对身体的伸展能力、放松及释放精神的紧张情绪，都有很好的作用。

在不断的演变过程中，拜日式也出现了许多版本。这里推荐给大家的是我去印度时每天清晨和上课前做的，老师说这是传统拜日式。这组动作包括了十二个体位。这组动作在《流动的生命》中有详细表述。这里不再对单个动作描述，现将整套动作的过程做一个介绍。

1 起式

山式站立开始，吸气，两手经体侧翻掌向上，举过头顶，合掌；呼气，夹肘手臂从胸前落下，到祈祷式（见图 4-3-1）。

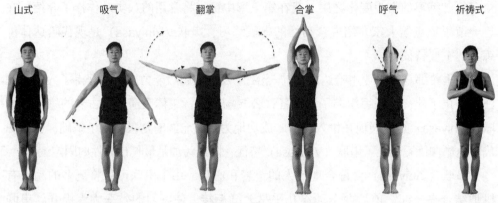

图 4-3-1

2 动作过程

（1）祈祷式（呼气）：接前面的起式，如果没有起式也可直接从祈祷式开始。

（2）站立后伸展式：吸气，手臂上举，同时髋关节充分伸展，胸椎展开，手臂举过头顶，眼睛看手，脊柱充分伸展，后弯式。注：如果后弯的幅度很大，吸气要延后（要在老师的指导下才可以做大幅度后弯）。

（3）站立前屈：呼气，手臂往远处伸展，脊柱保持伸展，经过直角式，髋关节充分折叠，身体靠近大腿，双手落在脚弓外侧，低头。

（4）骑马式：吸气，左脚向后跨一大步，脚尖、膝盖落地，推动骨盆向前，抬头，眼睛看着天空。

（5）山峰（或顶峰）：呼气，右脚向后撤，两脚并拢，臀部尽量抬高，腹部收紧，肩膀推开，低头，头顶落地，眼睛看着肚脐。

（6）八体触地：屏息，身体前移至斜板，膝盖落地，将胸骨和额头落地。

（7）眼镜蛇：吸气，脚背落地，耻骨落地，推起到眼镜蛇。

（8）山峰（或顶峰）：呼气，脚尖点地，臀部尽量抬高，腹部收紧，肩膀推开，低头，头顶落地，眼睛看着肚脐。

（9）骑马式：吸气，右脚向前跨一大步，左脚尖、膝盖落地，推动骨盆向前，抬头，眼睛看着天空。

（10）站立前屈：呼气，左脚跨上一步，髋关节充分折叠，身体靠近大腿，双手落在脚弓外侧，低头。

(11) 站立后伸展式: 吸气, 手臂经体前向上, 合掌举过头顶, 同时髋关节充分伸展, 胸椎展开, 眼睛看手, 脊柱充分伸展。

(12) 祈祷式: 呼气, 手臂从胸前收回。

传统拜日式整套动作图示 (见图 4-3-2)。

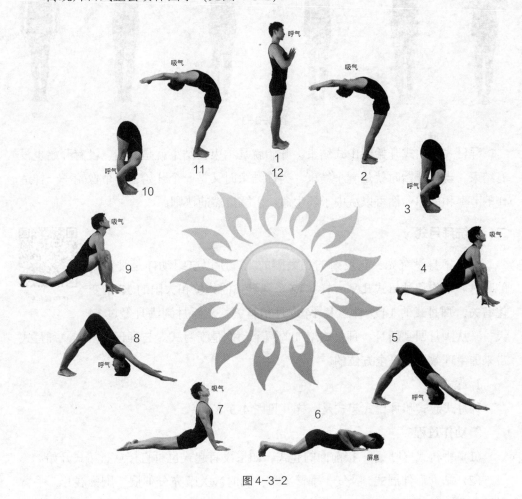

图 4-3-2

3 收式

吸气, 手臂上举; 呼气, 两手经体侧翻掌落下, 回到山式站立 (见图 4-3-3)。

祈祷式　　　　吸气　　　　　呼气　　　　　翻掌　　　　　落下　　　　　山式

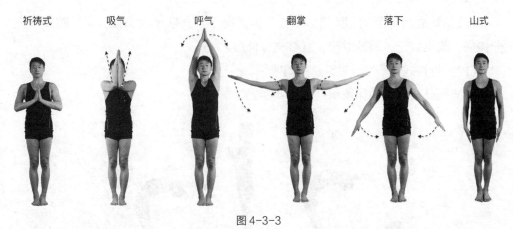

图 4-3-3

拜日式从山式开始到山式结束。开始就是结束，结束就是开始，没有开始也没有结束，当你开始时就是一个结束，当你结束时又是一个开始，一个像轮子一样运作的节奏和韵律，你可以从中了解生命、了解自然的法则。

二　传统拜月式

月亮本身没有光，它反射的是太阳的光，所以这组动作是拜日式的映射。动作和拜日式几乎一样，12个拜日式的体位和太阳的12个变化有关，拜月式的14个体位和14个月相有关，从新月到满月经过14天，又从满月回到新月。拜月式增加的两个动作是新月式。与拜日式一样，拜月式带来的生理效果也是全方位的。

传统拜月式

1　起式

拜月式起式和拜日式起式是一样（见图4-3-1）。

2　动作过程

（1）祈祷式（呼气）：接前面的起式，如果没有起式也可直接从祈祷式开始。

（2）站立后伸展式：吸气，手臂上举，同时髋关节充分伸展，胸椎展开，手臂举过头顶，眼睛看手，脊柱充分伸展，后弯式。

（3）站立前屈：呼气，手臂往远处伸展，脊柱保持伸展，经过直角式，髋关节充分折叠，身体靠近大腿，双手落在脚弓外侧，低头。

（4）骑马式（过渡）：左脚向后跨一大步，脚尖、膝盖落地，推动骨盆向前。

（5）新月式：吸气，起身手臂带动胸腔，向后伸展。

（6）山峰（或顶峰）：呼气，右脚向后撤，两脚并拢，臀部尽量抬高，腹部收紧，肩膀推开，低头，头顶落地，眼睛看着肚脐。

（7）八体触地：屏息，身体前移至斜板，膝盖落地，将胸骨和额头落地。

（8）眼镜蛇：吸气，脚背落地，耻骨落地，推起到眼镜蛇。

（9）山峰（或顶峰）：呼气，脚尖点地，臀部尽量抬高，腹部收紧，肩膀推开，低头，头顶落地，眼睛看着肚脐。

（10）骑马式：右脚向前跨一大步，左脚尖、膝盖落地，推动骨盆向前。

（11）新月式：吸气，起身手臂带动胸腔，向后伸展。

（12）站立前屈：呼气，左脚跨上一步，髋关节充分折叠，身体靠近大腿，双手落在脚弓外侧，低头。

（13）站立后伸展式：吸气，手臂经体前向上，合掌举过头顶，同时髋关节充分伸展，胸椎展开，眼睛看手，脊柱充分伸展。

（14）祈祷式：呼气，手臂从胸前收回。

传统拜月式整套动作图示（见图4-3-4）。

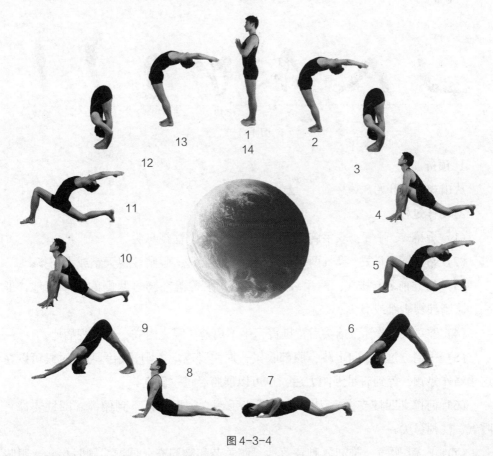

图4-3-4

3 收式

拜月式收式和拜日式收式是一样的（见图4-3-3）。

三 现代拜日式 A

现代拜日式 A

当拜日式从祭祀演变成身体练习后，做动作的目的就转变成最大限度地追求生理效果。如果说传统拜日式和拜月式，是对身体的柔韧度要求更多一些的话，那么，现代拜日式 A 和 B 对力量要求更多一些，对女生来说做起来困难一些。当然拜日式 A 动作也是可以根据个人身体条件作出难易程度的调节的（见图 4-3-5）。

现代拜日式A

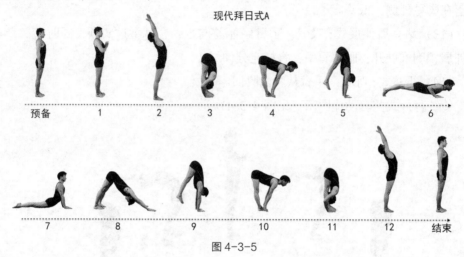

预备　1　2　3　4　5　6

7　8　9　10　11　12　结束

图 4-3-5

1 预备

从山式站立开始。

2 动作过程

（1）祈祷式：呼气，双手胸前合掌，眼光内守，注视鼻尖。

（2）站立臂上举式：吸气两手经体侧上举，合掌，眼睛注视天空或大拇指。

（3）站立前屈：呼气，两手经体侧前屈，手臂落在脚弓两侧的手掌落地。低头，眼睛注视脚趾或鼻尖。

（4）鸵鸟式：吸气，抬头后背挺直，手不离地。眼光内守，或注视眉心。

（5）手倒立过渡：向上跳，腹部收紧，屈髋脚离地，刚开始练习的时候可以在这里略作停顿，等到有足够能力后，也可以展胯经过手倒立。

（6）俯撑（四柱支撑）：从手倒立或半手倒立，把脚落下到俯撑（四柱支撑），呼气。注视鼻尖。

（7）上犬：吸气，推起，脚背落地，髋关节和胸腔充分伸展，同时抬头，眼睛注视天空或眉心。

（8）下犬：呼气，脚尖点地，臀部抬高，肩膀推开低头，眼睛注视肚脐或脚趾。

（9）手倒立过渡：抬头屈膝，向上跳经过手倒立或半手倒立。

（10）鸵鸟式：双脚轻轻落到两手之间，吸气，抬头后背挺直，手不离地。眼光内守，或注视眉心。

（11）站立前屈：呼气，髋关节折叠，身体靠近大腿，低头，眼睛注视脚趾或鼻尖。

（12）站立臂上举式：吸气，两手经体侧上举，抬头挺胸，眼睛注视天空或大拇指。

3 结束

呼气两手经体侧落下，回到山式。

现代拜日式B

四　现代拜日式B

拜日B是在拜日A的基础上增加了一个战士一的动作，有不同版本的练习，这里介绍的是较难的一个版本，不建议初学者这么做，做不到的动作可以简化做（见图4-3-6）。

现代拜日式B

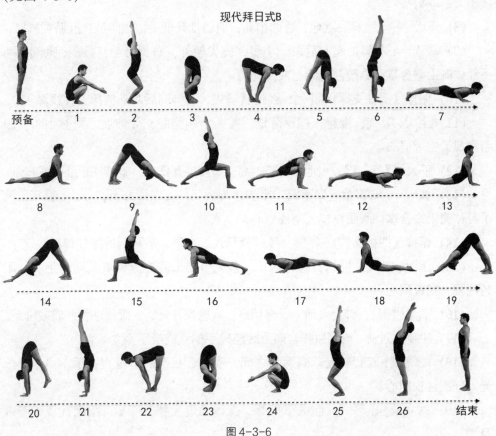

图4-3-6

1 预备

从山式站立开始。

2 动作过程

(1) 能量式: 呼气, 全蹲手臂向前伸合掌。

(2) 幻椅式: 吸气, 半蹲, 两手经体侧上举, 合掌, 眼睛注视天空或大拇指。

(3) 站立前屈: 呼气, 两手经体侧前屈, 手臂落在脚弓两侧的手掌落地。低头, 眼睛注视脚趾或鼻尖。

(4) 鸵鸟式: 吸气, 抬头后背挺直, 手不离地。眼光内守或注视眉心。

(5) 手倒立过渡: 向上跳腹部收紧, 屈髋脚离地, 刚开始练习的时候可以在这里略作停顿, 等到有足够能力后, 也可以展胯经过手倒立。

(6) 俯撑 (四柱支撑): 从手倒立或半手倒立, 把脚落下到俯撑 (四柱支撑), 呼气。注视鼻尖。

(7) 上犬: 吸气, 推起, 脚背落地, 髋关节和胸腔充分伸展, 同时抬头, 眼睛注视天空或眉心。

(8) 下犬: 呼气, 脚尖点地, 臀部抬高, 肩膀推开低头, 眼睛注视肚脐或脚趾。

(9) 战士一: 左脚抬起向前踏一小步, 脚尖朝外, 右脚跨上, 弓步; 吸气, 两手经体侧上举合掌, 眼睛注视天空或大拇指。

(10) 俯撑 (四柱支撑): 呼气, 经过骑马式, 右脚向后跳到俯撑, 注视鼻尖。

(11) 上犬: 吸气, 推起, 脚背落地, 髋关节和胸腔充分伸展, 同时抬头, 眼睛注视天空或眉心。

(12) 下犬: 呼气, 脚尖点地, 臀部抬高, 肩膀推开低头, 眼睛注视肚脐或脚趾。

(13) 战士一: 右脚抬起向前踏一小步, 脚尖朝外, 左脚跨上, 弓步; 吸气, 两手经体侧上举合掌, 眼睛注视天空或眉心。

(14) 俯撑 (四柱支撑): 呼气, 经过骑马式, 左脚向后跳到俯撑注视鼻尖。

(15) 上犬: 吸气, 推起, 脚背落地, 髋关节和胸腔充分伸展, 同时抬头, 眼睛注视天空或眉心。

(16) 下犬: 呼气, 脚尖点地, 臀部抬高, 肩膀推开低头, 眼睛注视肚脐或脚趾。

(17) 手倒立过渡: 抬头屈膝, 向上跳经过手倒立或半手倒立。

(18) 鸵鸟式: 双脚轻轻落到两手之间, 吸气, 抬头后背挺直, 手不离地。眼光内守或注视眉心。

(19) 站立前屈: 呼气, 髋关节折叠, 身体靠近大腿, 低头, 眼睛注视脚趾或鼻尖。

(20）幻椅式：经过能量式，吸气，半蹲两手经体侧上举合掌，眼睛注视天空或眉心。

3 结束

呼气，起身，两手经体侧落下，回到山式。

现代拜月式

五 现代拜月式

把这套动作称为现代拜月式，是相对于传统拜月式而言。由于传统的拜日式和传统的拜月式都出自祭祀活动，动作与传统祭拜相似度很高，今天我们仍然可以找到类似传统拜日式和拜月式的大拜动作。实际上祭祀活动的文字记载，比起哈达瑜伽的文字记载要更古老，所以把前面两套动作称为传统拜日式和传统拜月式。而现代拜月式的动作与祭拜动作相比差距很大。这套编排更多的是考虑动作本身带来的锻炼价值，它兼顾了两个方向的髋关节拉伸的动作，冠状面和矢状面。整套动作由16个动作组成，对应着月亮圆缺的16个变化，左右平衡（见图4-3-7）。

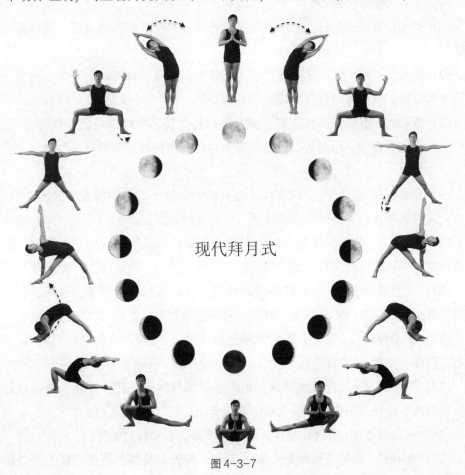

现代拜月式

图 4-3-7

1 预备

山式站立

2 动作过程

（1）祈祷式：呼气，双手胸前合掌。

（2）左右风吹树式：吸气，手臂上举合掌，呼气，身体向右侧屈；吸气，回正保持手臂上举合掌，呼气，身体向左侧屈，吸气，回正保持手臂上举合掌。

（3）女神式：左脚向左跨出一大步，两脚尖及膝盖朝外（髋关节外旋），呼气，屈膝臀部向下坐，屈肘到90°，掌心朝前五指分开。

（4）三角预备式：吸气，起身膝盖伸直，同时右脚尖内旋，脚尖朝前，两手侧平举。

（5）三角式：呼气，屈左髋，脊柱保持伸展，左手落在左脚外侧地面上，右手臂与左手保持一条直线，掌心朝前，转头眼睛注视天空。吸气，右手臂再向后伸展，胸腔朝着天空方向翻转。

（6）侧角伸展式：呼气，向左转身同时转胯，右手落在左脚内侧，身体靠近左大腿。

（7）新月式：屈右膝，膝盖脚背落地，吸气，顶胯手臂带动上身向后伸展。呼气，身体收回，双手撑地到骑马式。

（8）战神式：重心保持在左脚，髋关节保持外旋，右脚脚后跟落地脚尖朝上，吸气，双手胸前合掌，用肘关节抵住左膝盖内侧，保持髋关节外旋，身体向上臀部向下。

（9）花环预备式：呼气，向右移重心到两脚之间，调整两脚距离及脚尖方向，吸气，用肘关节或手臂外侧将双膝顶开，脊柱保持伸展。

（10）战神式：呼气，移重心，将左脚伸直脚后跟落地脚尖朝上，吸气，双手胸前合掌，用肘关节抵住右膝盖内侧，保持髋关节外旋，身体向上，臀部向下。

（11）新月式：呼气，向右转身同时转胯，左膝盖和脚背落地，吸气，顶胯手臂带动身上向后伸展，呼气，身体收回，双手撑地到骑马式。

（12）侧角伸展式：吸气，左脚掌落地脚尖朝外，同时，将右腿伸直，双手落在右脚两侧，试着先把背伸直，呼气，身体靠近右大腿。

（13）三角式：吸气，转髋转身，用左手带动身体向左转，脊柱保持向远处延伸，直到两手臂在一条直线，转头眼睛注视天空。呼气，保持三角式。

（14）三角预备式：吸气，起身，两手侧平举，右脚脚尖朝外。

（15）女神式：调整两脚距离及脚尖方向，两脚尖及膝盖朝外（髋关节外旋），呼气，屈膝臀部向下坐，屈肘到 90°，掌心朝前五指分开。

(16) 风吹树式：吸气，将右脚收回双手举过头顶合掌，呼气，身体向左侧屈；吸气，回正保持手臂上举合掌，呼气，身体向右侧屈，吸气，回正保持手臂上举合掌。

3 结束

呼气，回到祈祷式。

六 串联（VINYASA）视频练习课程

串联（Vinyasa）是克里希那玛查里亚带给现代哈达瑜伽的一个重要礼物，使练习的效率大大提升。最初的串联主要是用"穿越"和"秋千"使仰卧位的动作无缝切换到俯卧位，后来根据练习者和新一代老师的不断实践，衍生出了串联的更多可能性，比如在编排动作的时候，用前一个动作的结束式，来连接后一个动作的开始式，这样做就不用在一套动作中，重复太多的"上犬""下犬""穿越""俯撑（四柱)"，使串联更加灵活多变。串联的目的是让练习时动作之间的衔接更加流畅，而串联动作本身也具有好的锻炼价值，不管怎么说，克里希那玛查里亚的 Vinyasa 充满魅力和挑战（见图 4-3-8）。

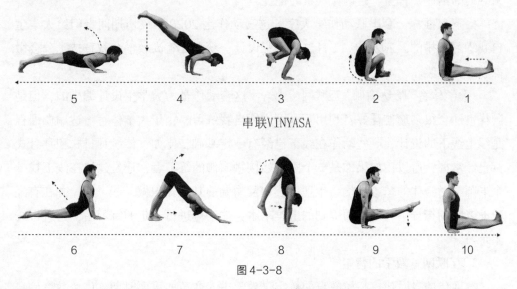

串联VINYASA

图 4-3-8

下面用这样的串联思路，介绍给大家一个简单的编排。一套完整有效的瑜伽练习应该由这样几个部分组成：

首先是热身，通过小强度的拜日 A 和 B 练习的重复动作（3~5组），将关节肌肉有序展开，使全身筋络畅通，并让身体温度上升，使肌肉的伸展度提高，全身的血管尤其是微血管畅通。持续时间一般以身体发热为宜，但不宜出汗，冬天用的时间稍长一些，夏天则短些。

其次是基本部分的练习，在这一部分中选择的动作要包括以下 7 种类型的动作：站立、前屈、伸展（后弯）、扭转、平衡（包括手平衡）、核心力量、颠倒。当然也不是绝对的，还要考虑动作的生理功能，考虑动作的强度和难度，考虑动作的空间和方位。瑜伽的动作有时在一个动作中就包含了好几个类型，比如：扭转侧伸展就包含了站立和扭转，下犬就包含了前屈和倒立，蝎子就包含了倒立和后弯。

最后是放松，串联会在动作和动作之间创造出放松，有时做完一个或一组动作后需要作一个放松。比如做完伸展的动作后做一个前屈动作来放松，所以好的编排可以让后一个动作成为前一个动作的放松，在练习中放松，在放松中练习，使练习效率提升。有时也要考虑练习者的个人能力，如果发现练习者在整个串联的过程中呼吸已经有些失控，就要及时加以调整，比如可用鳄鱼、鱼扑、最佳式等放松姿势来过渡（这部分在《流动的生命》中有详细描述）。

整个练习结束以后的放松，一般会用大休息术（摊尸式也叫挺尸式）来放松，这个放松很彻底。老师要用一系列引导词来引导练习者放松，这也非常考验老师对引导词的语速、音量、语调、气氛的把控。

接下来推荐一套串联动作给大家，这套动作是 2020 年疫情期间专门给大学生自我练习编排的。2020 年 11 月这套课程设计，获浙江省高教学会教育技术分会微课教学三等奖。

《大学体育"哈达瑜伽"互联网＋教学》这套动作是为大学生设计编排的，但是同样也适合很多瑜伽爱好者利用互联网进行自我练习，由于大学体育哈达瑜伽课程是线上线下的设计，一些动作在线下已经有一定基础，比如，传统拜日式和拜月式都已经掌握，所以，如果你是一个刚开始接触瑜伽的练习者，还是建议在线下找一个老师，对身体的基本结构、生理、心理及瑜伽的基本知识做一些了解，并在有经验的老师的指导下，对前面提到的七类基本身体动作进行一定的练习后，再进行线上练习。

1 互联网＋教学的背景

在现代信息时代，高校教育的数字化教学进入变革的重要时期。体育教育信息化，在多媒体技术和网络通信技术的基础上，突破了一些瓶颈，加强数字化校园，建设教育信息化，实现校园网络化，成为高校教学信息化绚丽而特别的一部分。

2 信息化教学探索

当前，国内各高校的体育教育的数字化建设还处在初期阶段，缺乏有效规划，各高校在体育教学信息化的实践中，还受到学校、老师、项目特点和教学需求的限制，无法形成系统；在数字化校园平台上体育信息化教学应用，并未有机融入其中，相互孤立，无法真正实现教育的全面信息化。

在国家层面，《"健康中国2030"规划纲要》的发布，表明"健康中国"正式上升为国家战略，体育教育无疑是健康战略的重要组成部分。如何突破体育教育的现代化数字化需求，将是未来很长一段时间内探索的方向。

3 网络教案设计

本案例是基于国内外高校数字化校园建设的大背景下，从高校学生实际出发，建立了一个"思政＋练习＋核心＋放松＋考核＋练习安全警示"基本数字教学模式，利用多媒体技术，创造性的将社会主义核心价值观的思政教育自然融入其中。案例设计分以下几个部分。

3.1 本案例教学目标

3.1.1 知识与技能目标

通过本课程的学习，意在发挥体育的大众健康功能，了解哈达瑜伽的真正含义，掌握瑜伽身体练习的基本方法，并了解瑜伽是如何通过身体练习来达到内心安康的。通过体位分析，让学生进一步了解解剖学、生理学、东方古老生命哲学及中国古老智慧，激发学生对中国古老文化的学习热情。

3.1.2 思想政治教育目标

从东方智慧切入，培养学生对生命的热爱，对东方文化的深思，对一直蕴含在中国哲学文化中的"瑜伽"有全新的认识，我称它为"中国瑜伽"或"瑜伽中国化"。激发学生的爱国热情和对中国文化的强烈自豪感，树立正确健康观及人生观，热爱生命，尊重自然。

3.2 教学实施过程

基于社会主义核心价值观，树立正确的世界观、人生观、价值观，以及职业道德素养、职业信念使命为目的，发挥"体育"的道德之本，有机融入课堂教学活动，形成全课程育人的浓厚氛围，以强化教学过程中的思想教育和价值引领。

3.3 课程设计

3.3.1 包括5个思政融入点

解读体育；解读生命；解读健康；解读爱；解读自由；解读传统养生智慧。其核心任务是，让学生建立"五全新"：全新的大学体育观；全新的人生；全新的价值观；全新的世界观；全新的生命观。触发"五感慨"：感慨体育的文化内涵；感慨"和于术数"的职业幸福感；感慨道德的亲近；感慨生命的神奇和珍贵；感慨直面自己的勇气。

3.3.2 教学视频设计分六个阶段

线上线下结合，互为补充，使日常练习与线上学习有机结合。

线上课堂分六个阶段渐进式教学：每周一段视频。练习的每一个部分都设有难度阶梯，学生可选择适合自己难度的等级进行练习，要求学生每周练习不少于3次。第二阶段的内容是在第一阶段练习后，身体能力已经达到才可以进入下一阶段的学习，以此类推直到第六阶段，让学生在不断的挑战中进步，同时也使学习有一定的"粘性"。

3.3.3 每个阶段包括六个模块

第一模块：思政，线上课堂使思政融入的信息量和角度更丰富灵活，与线下课堂思政形成互补，可以将体育思政发挥得更加立体。

第二模块：练习视频，多媒体的表现可将动作在学习的层面上展示出它的优越性，可以暂停、回放、快进、慢动作、多角度展示、文字、语音、提示及讲解……练习采用 Vinyasa 叠加方式，学习和练习无缝衔接，在学的过程中练习，在练的过程中学。

第三模块：核心练习，核心是大学生普遍的弱项，核心也是身体素质的重要组成部分，课程设计在每一个阶段都加入了不同难度的核心练习。每周三次的核心练习会有效地提高练习者个人的健康水平及身体素质。

第四模块：放松练习，放松是一个很重要的练习，这里的放松不光是身体的放松，也包含了心理放松，身心健康是哈达瑜伽最主要的形式，也是体育的重要内涵。瑜伽放松术又有它的特别之处。

第五模块：考核，每周一个考核内容，课程的设计是以串联为主线，内容叠加渐进的，每周按要求进行练习，并在结束时把考核动作视频上传。考核是一个练习结果的检查，考核的标准和等级要求，是唤醒学生练习的目标和动力。

第六模块：练习安全警示，在这一模块中会穿插生理学、解剖学及心理学常识，根据不同练习，进行肌肉结构、生理功能、动作原理的分析，提出安全警示及功效说明以及练习注意事项。

4 教学效果反馈

部分学生的反馈案例：

学生反馈1："这样的体育课很有意义"

"我觉得学到的一套动作的确很有效果。平时在电脑面前坐久了，脖子、腰和眼睛都会很难受，这套动作能很好缓解这些不好的感觉。我还把这套动作教给了我的妈妈，我妈说效果很好，知道了自己已经有很多动作做不到了，叫我平时要坚持练习。 更重要的是，从课上知道了要如何生活得健康，我觉得这样的体育课很有意义，不仅让我从身体上得到了锻炼，也让我从思想上受益很多。"

学生反馈 2："变得真诚不浮夸"

"上了课后，我觉得对自己平时的生活也有帮助，我变得平静不急躁，真诚不浮夸，这些都是体育课上带给我的。"

学生反馈 3："如梦初醒"

"敬爱的陈老师：就我个人而言，学了一学期的体育课，有几句话深深地印在脑海里。比如：人之所以不快乐，是因为他想要得到某样东西却又得不到；活在昨天，幻想明天，却没有好好地珍惜现在；人总是寻求外在的幸福，却没有发掘自己内心深处的那份宁静那份幸福。（以上是学生就自己记得的，自己这样理解的老师您说过的话，如有理解偏差，望老师见谅）短短的几句话，通俗易懂，却是人生的哲理，让大家终身受益。短短的几句话，却也让我们这些迷茫的少年们如梦初醒。于是，便深深地印在了脑中。一学期就这么过去了，谢谢老师给我们大家上的这门课，让我们对人生有了更深的了解，也对人生有了最单纯、最真实的认识。"

学生反馈 4："不少收获"

"体育课上最有意思的是老师讲解词语（这不是所有体育课上都会有的），通过分析这些词，对于人生观、世界观有了进一步的理解。当然也说明我们当代大学生对中文汉字还理解得不够透彻。总体感觉体育课为我带来不少收获，不仅是身体上的，还有价值观上的（精神上）。"

学生反馈 5："适合才是最好"

"老师告诉我们每个人的度都是不一样的，适合自己的才是最好的。我最赞同的便是这点，每个人的度是不一样的。谢谢老师，让我学会自我反省，重新认识自己，体验到健康之美。"

学生反馈 6："不再是简单的体育课，它是文化"

"时间很快，从接触，到学习，到一个学期的结束，显然这个词汇不再陌生，现在看来，与其说它是一门体育学科，倒不如说是一种特殊而特别的文化。老师将体育用东方文化来表达，是那么有美感，同时也代表了一种美的姿态，一种平和的心境，一种生活的理念，同时也代表了一份健康，我也相信真正与之融合的人，就拥有了它所代表的美好的一切。"

学生反馈 7："健康、道德、放松"

"陈老师，我觉得上您的体育课给我最大的感受就是，体育真的可以给人带来身心上的放松。体育是健康，是道德，也是放松。虽然在平时没有怎么练习，也没有像您说的那样注意各个方面，但每星期一的体育课还是让我挺期待的。"

学生反馈8："老师佩服你"

"第一次上课，跟我所认知的很不一样，老师没有让我们做动作，而是跟我们说了好多，不是大道理，是很深沉很受益的一番话。一学期下来，爱上了上完体育课的舒爽感，虽然每次练习的时候很累，但结束后感觉自己的身体很轻，似乎重生了，能感知到自己的身体，很享受。陈老师，谢谢你，每次那么好脾气地跟我们说那么多，虽然没有你想达到的那种热烈讨论的气氛，但我想每个人都仔细地听了，有感触的，也仔细想过。也许是教育的一种悲哀，身边的同学包括自己越来越不习惯在课堂上发言，渐渐地，这变成了一种默契。我很佩服你，不仅仅因为你做那些高难度动作或者柔韧性，而是你的心竟如此平静。"

学生反馈9："茅塞顿开"

"老师每次上课之前都会讲一个很有哲理的小故事，令人受益颇深。人真的应该注重发现自身的问题，不应该抱怨。老师的每个小故事都让人产生茅塞顿开的感觉，一语惊醒了我们这一群人。这便是我们心灵上的收获。"

5 教学反思

体育教育信息化教学，是值得深挖的模式，也是非常有挑战性的全新的教学形式，"互联网+"的教学模式，是传统体育教学的补充，并为传统体育教学提供了拓展的空间。

6 线上教学视频

第一周Vinyasa串联练习1~4级动作，学的同时也是练习，串联分4个难度不同的等级，同学们可自行选择适合的难度进行练习，也可通过一段时间练习身体能力提高后，再逐级提高。

第一模块 串联

第二周前屈系列串联练习，通过串联动作，将前屈练习穿插其中，前屈的动作也分不同的难度等级，同学们在选择好适合自己的难度动作后，认真练习。经过一段时间的练习，身体会发生变化，再跟随视频选择难度更大的动作进行练习。

第二模块 前屈

第三周前屈+后屈系列串联练习，在这一系列中，除了重复和巩固前面的练习内容，增加了后屈（向后伸展）的动作。用叠加的方式练习，向后伸展对动作的要求比较高，一定要根据提示来做，要让髋关节和胸椎参与更多伸展。练习还是要选择适合自己的难度等级来练，如有动作细节不清楚的可以线下问老师。

第三模块 后屈

第四周前屈+后屈+平衡系列串联练习，这一周增加了平衡类动作。在不断地重复和巩固前面动作的过程中，一定要观察自己的身体，无论是练习前、练习中和练习后，都要对自己的身体反应保持觉察。持续的练习一定会带来身体的改变。有一些肌肉的酸痛感是良性的反应，但如果是关节的疼痛和无法忍受的刺痛感，往往是负面的反应，要及时找到原因，并加以调整。

第四模块 平衡

第五周前屈＋后屈＋平衡＋扭转系列串联练习，增加了扭转练习。练习的内容在不断增加，另外在每一个模块里，核心力量的练习和放松是必不可少的，核心力量也分为不同强度的要求。有腹部和背部的练习，线上课程的设计，也是力求完整性的练习，如果同学们按照视频的要求自觉练习，相信会有很大收获的。

第五模块 扭转

第六周综合练习，这是将所有动作综合起来进行练习。动作基本了解以后，可以进行完整的练习，跟着这套综合练习，持之以恒地练习。这已经是较完整的一套现代哈达瑜伽的练习，如果这套动作做得比较轻松了，身体的健康指标应该在优良的水准。

第六模块 综合

每个人的身体都不相同，一个适合你的体位，不一定适合其他人，这是练习体位之前必须了解的。所有的体位都没有统一的标准，不要以你的标准来要求其他人，如果你强迫其他人达到你的标准，那将是一种伤害。固定的编排最大的问题就在这里，所以虽然现代网络视频教学很方便，但是瑜伽练习还是要有线下老师的指导，线上的视频教学和线下的面对面教学要结合起来。一个有经验的老师会根据学生练习的具体情况作出调整，使教学更具有创造性与活力。

七　瑜伽体位练习培养的心理品质

1　勇气

有过练习体验的同学都知道，刚开始练习时由于身体僵硬，往往会有挫败感。"比较"会引发内心的波动。许多人在进入练习前都认为自己的身体还不错，但是往往一做动作就发现身体到处都是问题。有些人选择逃避，给自己找个理由再也不练了；有些人会直面自己的问题，勇敢地进入瑜伽练习，只有付出艰苦和努力才会有改变。所以瑜伽的练习是需要勇气的。《瑜伽经》中帕坦伽利说"那个体位应该是稳定的，并且是舒适的"，前面解读"瑜伽八支"中也作了充分的阐述。无论什么样的身体姿势，要达到稳定和舒适都需要经过充分的练习，当肌肉有足够的力量和柔韧性以后，才能达成稳定而舒适的状态。"努力是为了松掉努力"，当可以"松掉"努力时，体位就精通了。

2 专注

在体位练习中，一定要培养专注力，这让练习更加具有效率。专注是实现三摩地的基础，在体位练习中加进专注，会让练习事半功倍。专注可以从对肌肉拉伸中的感觉开始，进而对呼吸心跳觉察。当专注成为一个稳定的品质后，无论是专注脉轮、能量，还是专注外在的某一事物，都可以切换自如。这样在生活、学习、工作和创新中会带来意想不到的效果。

3 耐力

持之以恒，是一种良好的心理品质，也是通往成功的重要条件之一。持续的练习才能改变，有时身体的某一个障碍需要 5 至 10 年的时间才能清除，没有耐心和毅力是不会带来改变的。当你看到一个灵活而稳定的身体时，其背后可能是 5 至 10 年的持续练习，没有耐力是做不到的。

4 觉知力

带着觉知练习是非常重要的，刚开始可能只是为身体层面的突破而惊喜。到后来，你会为能量的流动而感动，那时身体就不是目标，身体变成了通道，能量可以流经你的身体，向着更精细的方向流动，对心理造成极大的影响，在下一章中我会跟大家分析瑜伽心理学。

第五章

呼吸法与心理

第一节　呼吸法 Pranayama

呼吸法（Pranayama）又被称为呼吸控制法。"Pranayama"由"Prana"加上"Ayama"组成。"Prana"指的是存在于万事万物之中的生命之气。有五种主要的生命之气驱动着身体运作，它们是：Prana 普拉纳、Apana 阿帕纳、Samana 萨马纳、Udana 乌达纳、Vyana 佛亚纳。除了上述生命之气外，还有另外五种：naga 纳加、koorma 库尔马、klikara 克里卡拉、devadutta 迪瓦杜泰和 dhananjaya 德哈南贾亚。它们与打嗝、哈欠和喷嚏等有关。"Ayama"的意思是"伸展、延伸、扩展"的意思。

呼吸法（Pranayama），这里的 Prana 是泛指生命的能量。这里的呼吸与我们认识的生理学上描述的呼吸显然是有区别的。瑜伽认为，人与自然是一个整体，每一个个体与外界并没有真正意义上的界限，Prana 是可以无限延展的，宇宙间的能量流经每一个个体，是头脑将我们与外界分开，是头脑将身心分开。

呼吸实际上就是一个节奏，它带动着能量的流动与振动，这个节奏如果能引发身心和谐的共振，让宇宙间的能量顺利穿越身心，我们就可以与天地同频，与万物共舞。在体位练习时我们也一再提到呼吸与动作节奏的同频，如果我们找到这样的频率去除身体障碍，就可以有"四两拨千斤"的效果。

关于呼吸法在《流动的生命》中有详细介绍，这里就以下两个呼吸法作分析。

一 瑜伽（完全）式呼吸

盘腿坐，保持脊柱中正而放松，吸气，先让腹部完全扩张，然后胸部向上向外扩张，肋骨完全扩张，感觉肺部要扩张到颈部，肩部微微耸起，颈部肌肉有紧张感，这是完整的吸气，整个吸气过程应该自然而顺畅。停留一会，开始呼气，首先放松颈部的下部，然后是胸部的上部，最后，腹部收缩横隔膜向上，呼净肺部的空气。练习初期，做 5~10 轮，之后增加到每天 5~10 分钟。

这是最完全的呼气和吸气，这种呼吸能改善练习者的呼吸方式，提升呼吸效率，同时可以改善能量系统，使心情平静，神经放松。

二 纳悌（经络）呼吸

1 精神净化法

盘腿坐，保持头和脊椎中正放松，闭眼，右手的中指和食指点在眉心（也可将中指和食指弯曲），大拇指和无名指放在鼻孔旁，控制左右鼻孔的气流，小指自然地弯曲（练习时间长时，可以用左手支撑一下手肘），左手放在膝盖上。先用拇指按住右鼻孔（见图 5-1-1），用左鼻孔练习完全呼吸 5 次，然后放开手指，再用无名指按住左鼻孔。用右鼻孔练习 5 次完全呼吸，放下手，用两个鼻孔呼吸 5 次，此为一轮，用 3 到 5 分钟练习 5 轮，注意整个过程鼻孔不要发出杂音。

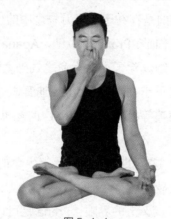

图 5-1-1

2 两鼻交替练习

在这个练习中，呼气和吸气被很好地控制，用拇指按住右鼻孔，先用左鼻孔呼气，直到呼尽，再用左鼻孔吸气，然后用无名指按住左鼻孔，放开拇指用右鼻孔呼气，然后再用右鼻孔吸气，再按住右鼻孔回到开始的左鼻孔，这样为一轮，练习10 轮。整个过程用的是完全呼吸，开始练习时呼气和吸气的时间比例为 1：1 就可以了。在练习几天后，如果觉得没有什么困难，可以增加一倍的练习时间。

不要强迫性地呼吸，熟练后，吸气和呼气的时间比例增加到 1∶2，比如，吸气数到 5，呼气就应该数到 10，如果可能的话，吸气和呼气，分别数到 12 和 24，这个频率对心脏和大脑来说，有平静的效果。

3 屏气在内

与上述方法基本相同，先用大拇指按住右鼻孔，左鼻孔把气呼尽，然后缓缓吸气，吸满后用大拇指和无名指同时闭住两只鼻孔 (图 5-1-2)，屏气，心里默数到 5，然后，放开右鼻孔，用右鼻孔呼气，再用右鼻孔吸气，吸满后，用拇指和食指闭住两只鼻孔，再屏气，默数到 5，放开左鼻孔，通过左鼻孔呼气，此为一轮，练习25 轮。

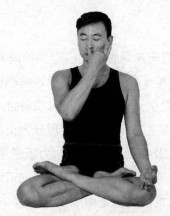

图 5-1-2

练习几天后，吸气、屏气和呼气的时间比例按 1∶2∶2 来练习，也就是吸气计数 5，屏气计数 10，呼气计数 10，几天后，在吸气上加一个单位，（即从 5 到6），在屏气和呼气上加两个单位。几周或者几个月后增加比例到 1∶4∶2，待熟练后，改变比例到 1∶6∶4，再熟练后，改变比例到 1∶8∶6，此为最后比例，当能够做这个最后比例 25 轮后，完全放松。

4 屏气在内和外

左鼻孔吸气，屏气在体内，再通过右鼻孔呼气，屏气在体外；通过右鼻孔吸气，屏气在体内，再通过左鼻孔呼气，屏气在体外。此为一轮，重复 15 轮。

吸气、屏气在内、呼气、屏气在外的时间比例，开始用 1∶4∶2∶2。练习者在慢慢增加它的吸气时间，从 5 到 6，再从 6 到 7，初学者不要屏气太长，以舒适为度。完成前一阶段后，再进入下一阶段。

能提供额外的氧气，净化血液，提高大脑的工作效率，同时能让心情更平静。

第二节　瑜伽心理分析与解决方案

我们经常会说，呼吸是连接身心的纽带。在前面解剖学常识的章节中，我们已经知道人体的神经中枢有随意和不随意两种神经类型，指挥运动的是随意中枢神经（非自主神经），指挥内脏的是不随意中枢神经（自主神经），而呼吸是同时受这两套神经支配的。从这一点上来说呼吸很特别。更有意思的是，通常我们都以为呼吸就是我们与外界进行氧气和二氧化碳的交换，实际上呼吸的起伏带动的是身体内部的节奏，它影响着心跳、内脏的活动、精气的转化以及生命之气的流动。无论来自头脑或是身体的任何一种变化，呼吸都会做出响应，反之，改变呼吸也同样可以影响头脑和身体。

一　现代心理学的研究

谈到"心"的层面，我们先来看看现代心理学的研究。现代心理学是通过对心理现象的研究分析，来发现其背后的规律。它把影响心理变化的主要因素归纳为三个层面：一是体验层面，二是关系层面，三是自我层面。其实心理现象是这个世界上最复杂的现象，现代心理学把人们心理的表现分为正面和负面的。当人们出现负面心理时，会对自身、他人及社会带来危害。为了避免和疗愈这种负面的心理现象，心理学专家从多个维度创造了许多引导人们趋向正面的方法。这些方法在很多时候是有效的，但有时我们也发现当正面心理显露时（或占据上风时），负面心理处在隐藏（或占据下风）的状态，它并没有消失。每当正能量不够时，负能量就会重新显露，周而复始反复无常。问题在哪里？

如果只是研究分析心理表现出来的部分，就很难从根本上解决问题，因为心理潜在的部分比显露出来的要巨大得多。"心"除了能量的层面，还指的是中心，在这个中心是非正非负的状态。心理学家也已经意识到，只有深入到中心才能真正解决问题。如何到达这个中心？

二　呼吸是身心的纽带

先回到呼吸的现象，一个成年人一分钟呼吸 15 次，一天呼吸 21600 次。呼吸的频率与寿命的长短有关，在自然界，长寿的动物如乌龟、大象，它们的呼吸频率就很慢；而像兔子、鸟这些呼吸频率快的动物，寿命要短得多。不同的生理活动和心理活动都对呼吸有很大的影响，这就决定了一个人的生理和心理状态。因此改变呼吸的节奏就可以改变生理和心理的状态，一些人因为瑜伽练习改变了他的呼吸方式，从而使性格也发生了变化。对呼吸的四个部分的轻重缓急做一个观察，你会发现呼吸会随着情绪的变化而变化，比如：你愤怒的时候，呼气重而短；当你伤心时，吸气重而短；当你高兴时，呼气长而重……每一种情绪对应一种呼吸节奏。但是，瑜伽的练习不是要你处在任何一种情绪当中，而是把你带到中心。要了解瑜伽的秘密，必须了解呼吸的秘密，呼吸的秘密就隐藏在呼吸停止的那一刻，呼吸停止的时候，情绪消失了，思想停止了，在宁静当中你会发现那个最大的秘密。所以呼吸练习的要点就是在呼吸停止的时候保持警觉保持观照，你就能发现那个秘密。这时你会触及到中心，体验到中心，在中心没有思想情绪的干扰，你处在宁静之中。

三　心理波动与"气"

"心理"现象实际上是"能量"现象，也就是生命之气的现象。无论是正面的积极的心理现象，还是负面的消极的心理现象，它都是能量的表现。现代生理学解释心理体验时说，无论哪一种情绪都是神经递质引发的激素水平的变化引起的，心理学家也发现，人们处在一个强烈的心理体验中会使神经肌肉紧缩。10 年前我也做了一个关于焦虑指数的研究，对有规律的瑜伽练习者和非瑜伽练习者进行两年的跟踪调查结果发现，柔韧性与焦虑指数呈负相关，柔韧性好的人焦虑指数较低，相反焦虑指数高的人柔韧性就差。肌肉神经的松解，可以释放压力，使锁紧的情绪（能量）散开并流动起来。这也是为什么放松会在心理治疗中被广泛使用的原因，因为只有放松才能使能量流动起来。

四　引起痛苦的根源

先来看《瑜伽经》中的几段经文："痛苦起因于缺乏觉知、自我中心、吸引、排斥、执着于生和对死亡的恐惧。"

"不管那些痛苦是处于潜伏、减弱、改变或扩张的状态，其他痛苦的原因要透过缺乏觉知才能够运作。"

"缺乏觉知就是把短暂的看成永恒的，把不纯的看成纯的，把痛苦的看成快乐的，把'非自己'看成自己。"

人生的痛苦来自缺乏觉知，当你缺乏觉知时就会把短暂的看成是永恒的。每个人都会经历：出生、成长、衰弱、病痛、死亡。你从婴儿变成小孩；再从小孩变成大人；再从大人变成老人；从老人变成死人。无论哪一个阶段都不是永恒的，它是短暂的。而你的内在有一样东西是不变的，那个永恒不变的纯粹意识，它一直在"看"着这个变化。如果你看不到这个永恒不变的，你无法觉知到那个永恒的，就会陷入到执着于短暂的痛苦之中。比如，你明明已经成人，要肩负一个成年人该有的担当，你却说"我不想长大"；你明明不再年轻，但还是要"装嫩"，用尽手段想保住青春……

当你缺乏觉知，就会把不纯的看成纯的，纯的意思就是纯真质朴的状态，也就是自然、朴实的一种状态，任何一种不自然的状态就是不纯的状态。我们都知道"东施效颦"的故事，那种模仿其实是不自然的，所以它就不会有西施那样的一种自然的美。类似不纯的事在生活中时有发生，比如，现今有许多追星族，他们模仿明星的服饰、发型、吃喝、表情……完全按照另一个人来打造自己，结果当然是不自然的，既不能成为明星，也不能成为自己，变成一个复合怪人。不要让别人破坏自己自然朴实的纯粹状态，哪怕他是一个完美的人，否则你就会变得不纯。要知道每一个人来到这个世上都是独一无二的，要成为你自己，成为一个纯粹的自己，只有这样超越自己才能发生。

当你缺乏觉知，就会把"非自己"看成自己。有三个层面的认同，会让你分不清自己和非自己。

第一是认同身体是"我"，大多数人会把自己看成身体，比如说：你经常会说"我很饿""我很累""我很痛"等，这是缺乏觉知的表现。如果带着觉知，应该是我意识到身体饿了、身体疲劳了、身体痛了……我是意识，我意识到身体的种种感觉。身体会饿、会疲劳、会痛，意识不会。意识不会需要食物，是身体需要食物，意识什么都不需要，它是一个完整的存在，它是非物质。把身体看成是自己，就叫缺乏觉知。

第二是认同头脑带来的思想、观念，你把头脑产生的种种想法和观念看成是自己。比如，当有人的想法和观念与你不同，你就会跟他争论，一定要证明"我"是对的，因为你把想法、观念看成是自己，所有那些与"我的观念"不同的人都是跟"我"过不去，"我"一定要证明"我"是对的。把头脑看成是自己，是不觉知的第二个层面，它比身体要更难分辨。头脑一直都会在"对与错""好与坏""是与非""美与丑""高与低"……两级之间摇摆抗争。这是比身体更难觉察的痛苦根源。

第三是心的层面，心的层面跟意识很接近，这也是最难区分的。如果把感觉当成是自己，也是缺乏觉知。当我们在感觉时，应该觉知到那个感觉并不是你，你是感觉背后的那个意识。心的波动非常细微快速，我们习惯用"情绪"来表达心的波动，情绪会不断的变化：喜、怒、哀、乐、兴、愉、悦、惊、恐、羞、狂、忧、愧、疚、凄、抑、愁……它时而出现，时而消失，它是短暂的。

如果我们陷入其中，就会痛苦。不觉知就会与痛苦相伴。那么什么才是觉知？觉知就是，你知道身体的感觉，你不是身体；你是觉知到"我不是身体"，而不是我认为"我不是身体"的观念。觉知就是，你知道头脑中的思想和念头，你不是思想和念头，你是那个知者。觉知就是，觉知到你不是那些情绪，你是那个觉知到那些感觉和情绪的人。

当你缺乏觉知，就会陷入自我中心之中。那么自我中心的人是怎么样的？

心理学有典型的两种病"自恋"和"抑郁"，"自恋"是自我感觉超级好，自我光环无限放大，沉浸在自己营造的虚妄之中，这种人往往会处于狂躁之中。而"抑郁"刚好相反，是自我否定的人，他情绪消沉，可以从闷闷不乐到悲痛欲绝，甚至悲观厌世，有自杀企图或行为，被自卑抑郁笼罩无法自拔。自我中心的人看不清别人，看不清事情，更看不清世界。自我中心的人分不清"看者"和"被看者"，他把"看者"和"被看者"混为一谈。

这是两个极端，实际上大部分人是在这两者之间——自恋和抑郁中维持平衡。生活中任何一个因素都会导致失衡。如果没有从根本上看清自己，人人都有可能滑向两极。

问题出在"我是……"上。如果我们开始觉知到"我不是身体""我不是思想""我也不是情绪"，自我就会消失，消失得很彻底，这样生活中再也不会有什么情况会让你在"自恋"和"抑郁"两者间摇摆。

当我们说"我不是……"的时候，意思是"我"是一个单独的存在，而那个我意识到的对象（身体、思想和情绪）也是一个单独的存在，不要把两者混在一起。无论是身体、思想还是情绪都是实实在在的存在，"我"也是一个单纯的存在，"我"是身体、思想和情绪的观者。

当你缺乏觉知，就会执着于吸引和排斥。对喜欢的人、喜欢的事、喜欢的物产生执着，放不下；喜欢不是问题，问题是放不下，无论是人、事还是物都终将成为过去，如果一直对过去执着，那就一定会错过现在。排斥是另一个极端的表现，是对那些会引起痛苦的事情，采取逃避、拒绝、不接受甚至极端相反的做法。趋利避害一直是我们聪明头脑的诡计，但头脑的小聪明只能帮你躲过一时，人生该经历的痛苦或者说你自己种下的苦果只有你来承担，无论你是否接受，那个种子是你种的，结果就不可能改变，这就是因果定律。不管你现在遇到的是痛苦还是快乐，都是你自己种下的。

五　保持觉知可以历久弥新

往往你是在不知不觉中，那个种子就被种下，你甚至会把痛苦的种子当成快乐来种。如果你的每一个当下都保持觉知的话，这些就可以避免。

老子在《道德经》中有一段文字："古之善为士者，微妙玄通，深不可识，夫唯不可识，故强为之容。豫焉若冬涉川；犹兮若畏四邻；俨兮其若客；涣兮若冰之将释；敦兮其若朴；旷兮其若谷；浑兮其若浊。孰能浊以静之徐清，孰能安以久动之徐生。保此道者不欲盈。夫唯不盈，故能蔽不新成。"

他说，古代那些遵道而行的高人，行为举止微妙神秘，深不可识。一般人很难了解，勉强这样形容。有时候，他们像是冬天过河那么小心翼翼；有时他们警觉戒备，就像将被邻国围攻；有时他们恭敬慎重，就像做客一样；有时候，他们又像冰块融化一样松散放松；他们看起来朴实敦厚，就像未经加工的材料；他们旷达大度，就像幽深的山谷，能包容一切；他们看起来就像浑浊不清的水。谁能使浑浊安静下来，慢慢澄清？谁能使安静变动起来，慢慢显出生机？保持这个"道"的人不会自满。正因为他从不自满，所以能历久而常新。

"古之善为士者"就是在每一个当下都保持觉知的人，了解因果关系，了解道的人的行为举止的描述。在生活中，谨慎对待每一个"因"，如果没有种下"因"就不会有"果"。我们常常看到那些处在痛苦之中的人的抱怨，他们会把痛苦归结为其他原因，比如，这个世界、这个社会、父母、婚姻、孩子、朋友……是他们造成了我的痛苦。总之，他们不会承认是自己亲手种下的因。如果你逃避、拒绝，不敢面对这个事实，就会持续地种下更多的痛苦。当我们可以勇敢地接受面对痛苦时，那个苦果就会开始减少。只要像"古之善为士者"保持觉知，"如履薄冰"的谨慎行事，痛苦的因就不会再增加。

六　看清生死找回生命的意义

当你缺乏觉知，对生和死就很难看清。对死亡的恐惧和对生的执着一直都在你的生命中流动，它在每一个人身上都很明显，甚至连有学问的人也是如此。对死亡的恐惧来自哪里？如果我们没有经历过死亡，我们无从知道死亡是一种痛苦还是一种喜悦，那为什么要对一个未知事物感到恐惧呢？当我们出生那一刻，死亡就已伴随着了，我们每天都会失去一些活力，直到完全失去，有生必然会有死，不会有任何改变。那有什么好恐惧的呢？

其实，对死亡的恐惧是源于对生的执着，我们一直在追求美好生活，但好像这个美好生活一直都没有到来。小时候，听大人的要好好学习，你的全部生活就是学习；大学时，听老师说你应该选择这个专业或那个；开始工作，听领导说你应该按公司的规划走；成家后，听老人说你要为孩子前途提前准备；等到孩子长大成家立业，孙子的问题又是当务之急……美好的生活一直都在路上，当你有时间开始可以投入到你想要的"美好生活"之中时，死亡已经靠近，于是我们开始恐惧，我们还没有准备好经历完整的生活，我们甚至还没有真正活过，就已经要面对死亡。与其说怕死，不如说怕失去生。可怕的是我们没有全然地经历过活着的每一个阶段，一直在应付、将就、准备、期望、等待……中度过。经常有学生问我："老师，人活着的意义是什么？"意义的意字是这样的，"意，心音也"，也就是内心的声音。用瑜伽的表达方式，就是每个人心中都有一个"达摩"，"达摩"就是每个人内心深处都有一个使命，也就是内心深处的心声。聆听内心的声音，并实现它，生命就有意义。其实，我们内心深处的那个声音是一样的，就是对生命无限可能性的好奇与对成长的渴望。如果你了解这一点，那么无论你处在生命的什么阶段，无论你遇到什么，它都会变成你成长的"养分"，这个世界是为每一个生命进化和成长而存在的。

《关于心中的达摩》

如何摆脱痛苦？瑜伽同时也给出了解决方案。"通过练习瑜伽，可以除去这些障碍。""心境的平静来自友谊、仁爱、喜乐和平等心。要平等对待快乐的与受苦的，值得的和不值得的。"另外"控制呼吸也能克服这一切。"对待心理的问题，瑜伽的解决方案就是：锻炼、平等心和呼吸控制。这个基本方法，在我的教学实践中也得以有效印证。瑜伽不光可以解决身体的问题，也可以有效地解决心理问题，身心本来就是一体的，近几年心理问题变成了全球性的问题，古老的方法通过我们的努力必将会帮助到更多的人。

第六章

清洁法、契合法和庞达术

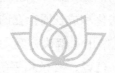

　　在瑜伽的整个系统里，身心健康只是过程中的一部分，并非终极目标。它不会停留在心理健康层面，它会带着我们超越身心，它的目标是了解和探索终极的存在。身心问题不解决，就会给终极探索造成困难和障碍。除了体位练习和呼吸法，古老的瑜伽还有很多行之有效的方法：清洁法、契合法和庞达术，由于这些方法在《流动的生命》（浙江大学出版社 2010 年版）中我已经有详细介绍，以下就把这些方法再梳理一下，具体的做法就不在这里展开，如果需要了解具体操作方法，请到《流动的生命》中查阅。

第一节　清洁法

　　在哈达瑜伽练习中，随着练习体式难度的增加，身体和内心洁净就显得非常重要，身心的不洁净会给高级练习带来很多困难。在这方面我有很多体会，每年开春我会在我们的基地做 7 天的闭关冥想，已经持续 15 年了，近几年也会带着有提升愿望的练习者一起去闭关。期间我们会做清洁并断食，由于身心的洁净，一些高级练习比平时做起来要轻松许多，做冥想时也很容易入定。

　　清洁法（shatkarmas），Shat 的意思是"六个"，karma 意思是"步骤"。清洁法不光在瑜伽练习中被认为是一个非常重要的步骤，它还广泛地用在治疗中，是瑜伽理疗的重要方法之一。这六个方法分别是：

一 纳悌（Neti）

这是一种清洁鼻道的过程。用一个特制水壶也叫"纳悌壶"，调好温盐水，从一个鼻孔倒入在另一个鼻孔流出，然后交换鼻孔。

这样做可以清除鼻腔中的细菌和污垢，帮助治疗鼻炎，对大脑有冷静和安抚的作用，因此能给大脑清新的感觉，消除瞌睡；同时它能刺激鼻子后端的神经，能激活大脑的活动，对眼睛也有好处，左右鼻子神经的平衡也能给左右半球的大脑带来平衡的能量。

二 洁身术（Dhauti）

洁身术是从口腔到肛门整个消化管的一系列清洁方法，也包括眼睛、耳朵、牙齿、舌头和头皮的简单方法。它包括洁肠法、空气清洁法、呼吸清洁法和催吐清洁法等。

1 洁肠法，准备足够的饮用水、稀饭和黄油，调好温盐水大口喝，做五组动作：摩天式、风吹树式、站立腰扭转式、眼镜蛇扭转式、腹部按摩式，动作的顺序和节奏要把握好。直到上厕所，盐水会通过整个消化管道从肛门冲出。

洁肠法可以消除消化系统的疾病，如胃酸过多、放屁、便秘等；同时减轻了肝脏和消化器官的负担；净化血液，可以消除一些皮肤问题，如粉刺、青春痘等；净化了气轮，能量得到提升。

2 空气清洁法，盘腿坐，让嘴唇成管状（或用一根管子），吸入空气到胃部，尽可能在胃中充满空气，然后完全地放松。过一会儿，空气会自然出来，练习一到两次。可以在一天中的任何时间练习，但是在吃一顿大餐前练习最有效，不要在吃饭时或饭后练习。这样做可以净化消化系统。

3 呼吸清洁法，盘腿坐，呼气，尽可能清空肺部，然后屏气，强烈收缩腹部肌肉，使腹部处在收束状态，然后解除，慢慢抬头，缓慢而深长地吸一口气（见图6-1-1）。

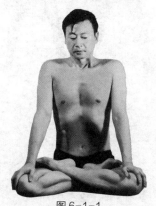

图 6-1-1

呼吸清洁法可以刺激消化系统，消除很多消化系统的疾病，比如便秘、消化不良等，同时对肝脏和肾脏也有益；能按摩腹部的内脏，使腹部脏器更健康，同时还能提升能量。

4 催吐清洁法，站在一个水槽或者厕所边，最好是在户外，或者是户外的花园里，快速地喝下 6 杯水或更多，一杯接着一杯地喝，不要停顿也不要小口地抿，直到胃满，身体前倾，张开嘴巴，右手食指用力压舌根，使自己产生呕吐感，让水从胃中吐出，直到胃中的水全部清空为止。

催吐清洁法能够刺激腹部的脏器，增强胃壁的肌肉，可以消除一些消化系统的问题，比如排浊气，胃酸过多，还可以消除口臭，帮助消除心理压力和抑郁的情绪。

三 摩腹术（Nauli）

双腿开立，双膝略微弯曲，身体前倾，把手放在大腿上，手指向下，手臂用点力，上半身的重量全部放在膝盖上。先用鼻子深吸一口气，然后用嘴巴呼气，把气呼尽，屏住呼吸，然后，腹部尽量收紧，再试着把腹直肌游离到中间，让腹直肌快速地滚动起来，尽可能长的屏气保持，然后吸气，放松腹部。缓慢而深长地呼吸，放松全身，放松腹部。这是按摩和强化腹部内脏的极有效果的方法（见图 6-1-2）。

摩腹术

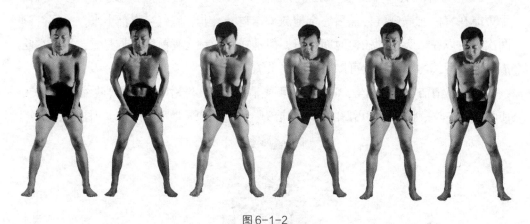

图 6-1-2

四 灌肠术（Basti）

通过肛门将水吸入大肠，再将水从肛门排出，这个方法在医院有类似的做法，医院是用导管导入，但是古法是人站在河水里，利用收束和腹部滚动造成肠子与外界的压力差，把河水吸进肛门，起到清洗大肠的作用。这是洗涤和强壮大肠的技法。

五　净额术（Kapalbhati）

盘腿坐，闭眼，放松。用两个鼻孔呼吸，呼气时用腹部肌肉收缩，吸气不用力，只有呼气应轻轻用力，呼气60到100次，最后将气呼尽，然后屏气一段时间，把意识集中在眉心轮，放松全身，此为一轮，重复5轮。初学者完成以上练习，高级练习者，可以作为冥想前的练习，练习100次或者更多，如果屏气时间更长，效果会增加。在几个月内，慢慢增长闭气时间。

净额术（Kapalbhati）可以清洁头脑的前额区域，思维和视觉暂时停止，允许头脑休息，平静心情，是冥想的很好准备。

六　集中凝视法（Trataka）

通过紧紧凝视一个物体来发展注意力，也能强健眼睛和神经，培养定力。观蜡烛是其中一个很好的方法。

点一根蜡烛放在桌子上，和眼睛在一个高度上，盘腿坐，头和脊椎保持正直。蜡烛离身体一臂距离，先闭眼，放松全身，特别是眼睛，注意身体的稳定，在整个练习过程中，身体始终保持正直和稳定。睁开眼睛，盯着蜡烛的火光，虽然火焰有可能跳动，但是烛心不会动，试着不要眨眼，不要移动眼球，如果走神，重新开始，一两分钟后，眼睛如果疲劳的话，闭眼休息一会儿。闭眼后，把意识专注在面前蜡烛的影像上，如果影像左右移动或者上下移动，试着让影像稳定。当影像慢慢消失时，再睁眼盯着蜡烛，然后再闭眼。练习3到4次。

练习时间最好在黎明或者傍晚空腹时练习，初学者可以练习1~2分钟，一般练习10分钟就足够了，如果精神紧张，可以在睡前练习5~10分钟。练习时盯着一点，不要眨眼。练习目的是培养定力，唤醒注意力，需要全神贯注练习，注意不要拉伤眼睛肌肉。

观蜡烛法，使得眼睛明亮，平衡了神经系统，解除了焦虑、不安、抑郁的情绪，可以提高记忆能力，是冥想前的准备练习。

第二节　契合法

契合法（Mudra）在梵语中被翻译成"姿势"或者是"态度"，契合法被认为是表达心理、情绪的一种姿态。它的另外一种表达叫"印"，"印"是一种显现，正如你高兴的时候，那种情绪会在脸上流露出来，也可以看成是一种能量的启发和诱导，一种个体和宇宙能量的相印。人类在漫长的进化过程中，由于时代的变化，环境及生活方式的改变，身体的很多功能都发生了变化，有些功能被过度使用，而很多功能由于长期没有使用或很少使用，能量的启动和流动方式已经被遗忘。但是身体里蕴藏着宇宙之初的原始能量形式一直都在，只是我们太久没有使用，被封存得很深。我们需要通过手、头、身体、收束、呼吸、意识……这些强烈的"印"，恢复原始能量的流动"记忆"。契合法就是一种身体和能量的契合统一，是对深藏的、沉睡的自然原始能量的唤醒。

一 手印

古印度人认为身体是整个宇宙的微观表现，身体结构代表着宇宙结构。宇宙的每个粒子皆由土、水、火、风、空五元素构成，五个手指分别代表着构成整个宇宙的五个元素。

1 拇指代表火元素，火是隐藏（或潜在）能量的物理显现。我们所吃食物及所呼吸空气在体内产生火，称为新陈代谢（或能量制造），该能量被用于日常活动。太阳系里的生命力——太阳是一个火球，它的光（阳光）是我们赖以生存的一个重要部分。

拇指是火能量的象征，该能量流经身体，却不受我们自身条件的影响。拇指是宇宙意识的象征，该内在力量负责抉择及幸福感。

2 食指代表风元素，风元素在体内血液及液体运输我们所呼吸的气体，该气体负责能量的生产及利用。我们需要呼吸空气才能活下去。

食指代表个体意识，是自我的象征，所以我们用这个手指指责他人，它象征着被有意识的头脑所控制的能量。根据该元素特性，能量流经它产生膨胀。

3 中指代表空元素，空元素是生命存在的最大部分。身体的每根纤维由原子构成，原子 98% 为空，2% 为颗粒物质。因此，我们的身体内外拥有一个大空间，该空间使一切活动成为可能，要了解不论我们居于何处，我们的存在占据一定的空间。

中指象征黑暗力量，一般伸出这个手指是藐视的、病态的、侮辱性的表示。该手指仅被用于那些需要稳重及定力的手印，因为该元素有席卷的趋势。

4 无名指代表土元素，身体中钙、镁、磷等矿物质构成的骨骼及肌肉等都属于土元素，其他一些矿物质使身体化学反应正常。这些矿物质是土壤及大地的重要组成部分。我们所吃食物也是大地的产物，因为食物生长于大地。

无名指象征灵性能量，非常接近于自然。该能量及其元素具有内省及超然的趋势。

5 小指代表水元素，身体 65% 由水构成，它是身体的最大部分。水使身体由内到外保持清洁，水将毒素排出体外，为补充水分我们要喝很多水。

小指被称作谦卑的手指。它散发能量使才智及生气得以展现。其元素暗示着亲和力，像水一样可流向任何地方，获得给予它的任何颜色及形状。

所有这五个元素结合一起，使我们的存在更适应于生存，这五个元素的平衡使我们的免疫力（或疾病抵御力、自愈力）更强，因此我们能从周围环境吸收所需的元素。

当能量流出手足时，五大元素中的特定元素流出特定的手指，比如火元素之气流出拇指，风元素之气流出食指，空元素之气流出中指，土元素之气流出无名指，水元素之气流出小指（见图6-2-1）。

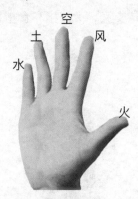

图6-2-1

1 意识契合法

弯曲双手食指，使接触相应的拇指，其他三个手指自然伸展。这个手印也叫"知识手印"，这个手印可以帮助我们开启自性的学习旅程，了解和发现自我意识和宇宙意识的连接。拇指是火元素，食指是风元素，火和风接触，对提高记忆力、学习能力及身体肌肉塑造，有良性的作用（见图6-2-2）。

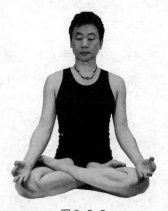

图6-2-2

意识契合法是盘腿坐，将手印放在膝盖上，掌心朝上。它使瑜伽冥想更有力量，手和手掌的末梢神经得到了刺激，可以激活体内能量。当食指和大拇指接触的时候，能量能够通过手传遍全身，最终达到大脑。当手接触膝盖的时候，膝盖上的神经得到了刺激，又一轮能量的循环通过膝盖传到了身体的其他部位。另外，食指代表的是个体意识，大拇指代表的是宇宙意识，这两个手指的结合也代表瑜伽的终极追求。

2 瑜伽师契合法

瑜伽冥想坐姿，头和脊椎保持正直。双手掌心相对，十指交叉，打开食指和大拇指、小指、中指、无名指保持交叉，大拇指和食指相碰，形成子宫的形状（见图6-2-3）。

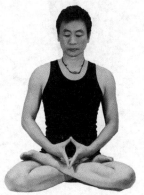

图6-2-3

手指相交使得能量在双手之间流动，并能平衡体内的能量流动，食指和大拇指相碰，也使得能量的流动更加通畅，能使身体和精神更加稳定，同时让注意力更集中，身体得到更好的放松。在该手印中，我们增强空元素，空是所有身体内部系统及器官的旁观者。其余元素以支持空元素的方式折叠，而不彼此干扰。

3 双掌相叠手印

瑜伽冥想坐姿，头和脊柱保持正直，两手自然相叠，右手放在左手上，双手的手心向上十分放松。双手放在大腿上，闭眼放松全身（见图6-2-4）。

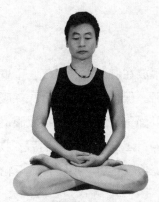

图 6-2-4

这个契合法是一种超越恐惧的形式，是对宇宙未知事物的一种超然态度，两只手的接触使体内阴阳两股能量融合，因而使身体更加稳定，意识更加纯粹，个体意识与宇宙意识更能结合，是冥想常用的手印。

4 心契合法

瑜伽冥想坐姿，头和脊柱保持正直。中指和无名指、大拇指相碰，弯曲食指，放在大拇指根部，小指自然伸直，手掌向上，放在膝盖上。闭眼，放松全身（见图6-2-5）。

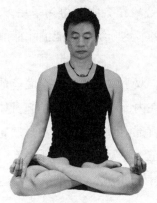

图 6-2-5

这个契合法使得手中的能量流向心脏，能增强心脏的活力。中指和无名指相碰和流向心脏的能量有关，对心脏及高血压调理有显著效果，它不仅有助于降低血压，也改善对身体每个器官的血液供给。值得注意的是，在血压正常情况下，该手印不会再降低血压，而是改善血液循环，从肠道排出气体，减轻因气体及胃酸导致的胸闷。这个契合法非常简单，但非常有效，由于心脏是情绪的中心，因此这个契合法还能放松心情。

二 身印

1 大心灵契合法

直腿坐，屈左膝将左脚根放在肛门下。吸气，手臂上举脊柱伸展，呼气，身体向前，双手握住右脚的大脚趾。保持这个姿势，深深吸气后，再充分呼气，低头并屏气在外。做会阴强收缩术及强化缩腹术，低头双眼凝视鼻尖。意识分别停留到底轮、心轮和喉轮，每个气轮停留 1 到 2 秒钟。然后，收回意识，解除会阴和腹部收束。吸气回正。此为一轮，练习三轮后，换腿再做三轮（见图 6-2-6）。

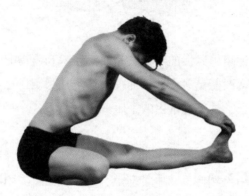

图 6-2-6

通过这个练习，喉轮、心轮和会阴轮得到了更多的力量，消化系统得到了刺激。整个身体的循环更加通畅。这个练习还能消除抑郁的情绪。

2 大穿透契合法

取莲花坐姿，放松全身，双手掌（或握拳拳面落地）落在大腿外侧，手臂伸直并放松，深吸一口气，屏气在内，双手用力，抬起身体，然后放下，用臀部撞击地面 3 次，脊柱正直，大腿和臀部同时碰地面，注意底轮，最后抬起臀部，呼气把身体放下。此为一轮，当回到正常呼吸时，吸气开始下一轮。练习 3~5 轮。

这是一个控制心灵非常有效的功法，它能唤醒昆达里尼，减缓衰老。

3 马式契合法

冥想坐姿，放松全身，闭上双眼，正常呼吸，收缩肛门括约肌几秒钟，然后，放松，尽可能多地重复这个过程。这一步熟练后，再进一步练习吸气时收缩肛门，然后屏气保持括约肌收缩，呼气，放松肛门收缩，尽可能长地练习，但是不要过劳。

马式契合法能伸展和增强肛门的肌肉，当这个方法完成时，能避免元气从身体中逃出，能量得以在体内保存。

4 雷电式契合法

雷电坐，双手放在双膝上，闭上眼睛，放松，吸气保持，试着收紧下腹和排尿系统，把生殖器官的肌肉往上提，试着把注意力放在会阴部，然后，呼气放松。

雷电式契合法锻炼了整个排尿系统，能有效控制性能量。如果是男性练习者，能防止前列腺的疾病。

第三节 庞达术

庞达（Bandha）在梵文中的意思是"紧绷"，这个词也比较准确地概括了完成这些练习的要求。庞达术的目的是绷紧和收缩体内的不同部位，以达到按摩内脏，除去凝滞血液，刺激器官和神经的效果。庞达术是清除走向心灵道路障碍的有效方法，可以单独练习，或者和呼吸控制法一起练习；当和其他方法一起练习时，对高级练习者来说，是一种高境界的瑜伽练习。庞达术一共有4种，分别是：收颌收束（Jalandhara Bandha）、会阴收束法（Mula Bandha）、坐式腹部收束（Uddiyana Bandha）和强收束术。其中，最后一种是前三种的综合。这些方法可以帮助解开堵塞中脉的各个结，唤醒体内的气轮，提升生命之气。

庞达术和生存的灵感直接有关，通过练习这种方法可以获得更深、更多的意识觉醒，并能更好地控制身体、情绪和心灵，最后控制和提升生命之气。庞达术和喉轮、心轮及脐轮有关。

一 收颌收束法（Jalandhara Bandha）

莲花坐，头和脊柱保持正直，双掌放膝盖上，膝盖落地，闭眼，放松全身。呼气后屏气在外，低头，下巴靠在胸口，伸直手臂，保持这个姿势不要动，肩部向上耸起，手臂不要移动，颈部感到压力，尽可能地保持这个姿势，然后慢慢放松头部，放松肩部和手臂。重复10次。

锁喉法可以使心率减慢，放松心脏，给身体带来松弛的感觉，这些都是通过压迫喉轮部位的颈动脉来达到的。同时，这个练习可以增加大脑的供氧量，甲状腺也得到了按摩，能刺激甲状腺的正常分泌，此外，这个练习还有消除紧张焦虑的功效。

二 会阴收束法（Mula Bandha）

可以分三步练习，冥想坐姿，闭眼放松全身，自然呼吸。把注意力放在膀胱会阴部，试着收紧会阴部肌肉，提升，然后放松。继续练习，注意有节奏地收缩肌肉。

第二步，当可以控制这个区域时，注意身体的感觉，会阴部肌肉紧绷，放松身体其他部位。最初练习时，可能会感觉比较难以控制，之后会发现控制力得到了增强。最后放松，试着放松脊柱的紧张感。练习 10 次，然后完全放松。

完成前两个步骤后，还是冥想坐姿，双掌放在膝盖上，闭眼，放松身体。深深吸气，屏气在内，收缩会阴肌肉，并提升肌肉，尽可能地收紧。慢慢放松，然后呼气。练习 10 次。

会阴收缩法对身体、心灵和意识有很多益处，刺激了性活力，有助于提升性活力到中脉，帮助唤醒昆达里尼，盆腔的神经得到了刺激，强壮了性器官和排泄器官，肛门括约肌得到加强，肠蠕动受到刺激，可以有效解除便秘。

三　坐式腹部收束法（Uddiyana Bandha）

冥想坐姿，双掌放在膝盖上，膝盖落地，闭眼，放松全身。深呼气，略微前倾，下巴抵住胸部，收缩腹肌，屏气在外，然后吸气抬头，还原。重复 10 次。

消除腹部和胃部不适，同时帮助解除便秘、消化不良和糖尿病。所有腹部的器官都能更有效地工作，肾上腺得到刺激，能给懒散的人以活力，给焦虑和紧张的人以安定。腹腔神经的交感神经得到刺激，功能得到改善。

四　强收束术

强收束术是以上三个练习的集合，冥想坐姿，双手放在膝盖上，脊柱和头保持正直，闭眼放松全身。用鼻子深吸气，用嘴巴把气呼尽，屏住气，完成会阴收缩，再完成强腹部收缩，然后完成锁喉，保持尽可能长的时间，然后解除锁喉，腹部收缩，会阴收缩。抬头时吸气，此为一轮。闭眼，放松身体，恢复正常呼吸。练习 3-5 轮。

强收束术综合了三种庞达术的益处，整个呼吸和消化系统都得到了滋养，能平静怒气，适合在冥想前练习，唤醒气轮。

第七章

瑜伽放松术与冥想

当身体真正放松时，体内的能量才会真正畅通无阻；当头脑不再努力和紧张时，内在的本性才能显现，放松是冥想的前奏，不能放松就无法做冥想。

第一节　瑜伽放松术

放松术的重要性无论如何强调都不算过分，在练习体位之前或者之后，以及身体疲劳的时候，都应该练习放松术。起初人们觉得放松练习很容易，但是要真正做到使全身肌肉放松，却不那么容易。很多时候，练习者认为已经放松了肌肉，但是肌肉的紧张却没有消除。在这个章节中介绍几个常用的放松练习。在工作了一天后，人的背部和脊椎是最疲劳的，因此对背部和脊椎的放松格外重视。这些放松方法可以每天都练习。但是对于肌肉已经形成过劳的人来说，最好配合体位练习再将放松穿插其中，效果会更好。

事实上，身体的放松和内心密切相关，一个内心紧张的人是没有办法真正地放松下来的。紧张、压力和情绪都会给放松带来障碍，所以要放松身体首先要让头脑安静下来，没有紧张和努力，身体自然就放松下来了。

一　仰卧式

仰卧式放松也叫挺尸式或摊尸式。平躺在垫子上，两手放在体侧，掌心向上，两脚分开与肩同宽，头下也可以放一个枕头，以防头左右滑动，闭上眼睛，头和脊椎放在一条直线上。保持自然呼吸，开始观察自己的呼吸。这个练习往往在瑜伽体位练习后，在老师的引导下放松会更容易（见图7-1-1）。

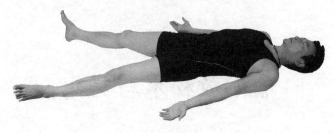

图 7-1-1

仰卧式可以放松全身，可以在睡前练习，或者在力量练习后做，也可以在觉得疲惫的时候练习。

二 俯卧式

俯卧，双臂向前伸直，手掌向下，面朝下，头放在两臂间休息。如果呼吸困难，可以在额头下放一个枕头，时间尽可能的长；如果是在一系列体位练习前或者后，几分钟就足够了。

俯卧式对腰椎间盘突出的练习者有好处，这个放松练习对睡眠也有好处。

三 最佳式

俯卧，两腿伸直，十指交叉抱住头，肘关节触地，放松整个身体，并观察自己的呼吸（见图7-1-2）。

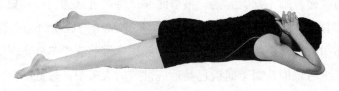

图 7-1-2

可以放松颈部的肌肉，并放松全身。

四 鳄鱼式

俯卧，用手托着下巴，双肘着地，注意两肘用力要平衡，脚跟相对双脚分开，这个体位最理想的效果就是脊椎也得到完全的放松（见图7-1-3）。

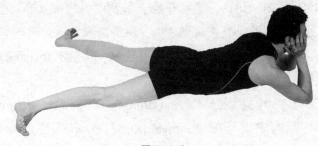

图 7-1-3

这个放松练习对腰椎间盘突出和脊椎有问题的练习者非常有效，还可以有效地放松颈椎。

五 鱼扑式

俯卧，弯曲左腿，并把着地的左膝移向肋骨，右腿伸直，头枕在右臂上，以这样的姿势休息，然后再换一边（见图 7-1-4）。

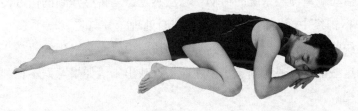

图 7-1-4

这个姿势可以很好地使腿部得到休息，还可以消除坐骨神经痛，并很好地放松背部。

第二节 冥想

冥想是瑜伽的开始也是最后的方式。纯粹的意识与生命的河流融为一体，就像是重生，就像是蜕变，就像是插上了翅膀，你可以自由地飞翔。这时的你可以在自然、人和社会之间自由地穿梭，你就像从睡梦中醒来，过去和未来不再是负担，你超越了时间，你活在永恒里。

一 什么是冥想

讲到冥想，我们要回到《瑜伽经》的开始两段经文："1.1 现在开始讲瑜伽；1.2 瑜伽是头脑的止息。"冥想是达到三摩地的方法，三摩地是实现瑜伽终极目标的必经之路。《瑜伽经》的第一句话，瑜伽开始于"现在"，瑜伽就等同于"现在"，"现在"就是当下，处在当下就是处在瑜伽之中，保持清醒警觉，跟当下一起流动的清明状态就是瑜伽。而处在当下的最大问题就是头脑，头脑不会让我们处在当下，只有头脑止息时我们才可以处在当下。

前面我在讲八支时提到，"专注（Dharana）、冥想（Dhyana）和三摩地（Samadhi）"这三者构成三耶摩（Samyama），"Dhyana"这个词的翻译有"冥想""沉思""禅定""静心"等。不管怎么说，无论是专注、冥想还是三摩地都是带着头脑的练习，但它们是为了让头脑变得纯净，并最终达到止息的状态。

二　冥想的障碍

头脑形式是冥想最大障碍。"头脑的形式有五种，它们可以是痛苦的根源，也可以是没有痛苦的根源"（《瑜伽经》1.5）。

"它们是：正确的知识、错误的知识、想像、睡觉和记忆"（《瑜伽经》1.6）。

头脑的活动就是神经系统的活动，它从感觉器官将感知到的信号传入中枢，通过储存在中枢神经中固有的经验，进行判断处理，并与自我联系在一起，形成思想。神经系统的活动会产生出大量的神经递质，引发激素水平的改变，产生各种心理变化。而这些都需要映射到意识中才能被反映出来。如果意识不在，感官的信号会完全被忽视。

由于生活的环境比较复杂，尤其是高节奏的工作和大信息量的感官刺激，往往让人们的头脑混乱、情绪复杂，有时人们基本觉察不到那个纯粹意识，而把感官、思想和心理活动当成是意识。意识完全被这些复杂繁多的信息淹没了。而这样的混乱又很容易造成"疾病、无精打采、怀疑、不开心、懒惰、肉欲、妄想、无能和不稳定等"，进而引起"痛苦、失望、颤抖和不规则的呼吸"等困扰头脑的症状。如果这些障碍不去除，冥想是不可能的。

三　如何排除障碍

帕坦伽利在《瑜伽经》中提到"要除去头脑的障碍，必须专注于以下法则"：

方法一，在生活中建立起四种态度："借着培养对快乐的人报以友善的态度，对痛苦的人报以慈悲的态度，对美德的人报以喜乐的态度，对罪恶的人报以漠不关心的态度，头脑就会变平静"（《瑜伽经》1.33）。

如果在生活中我们可以培养出这种，当你看到别人快乐的时候，你也发自内心的快乐，好像这个快乐就发生在你身上一样，头脑就会处在平静之中。但现实生活中往往不是这样的，如果你仔细观察，当你看到别人快乐的时候，你的内心深处生出来的往往是嫉妒。相反，你看到别人倒霉的时候你会有一种快乐的感觉。尽管我们表面伪装得很好，但你自己知道。如果别人快乐时，你会生起嫉妒心，那么你就陷入到负面的情绪里，你的内心会开始被一种焦虑搅动。而如果你可以友善地对待他人的快乐，并以他的快乐为乐，你就会被快乐包围，你会创造出一种和谐的环境，只有这样头脑才会变得平静。

对待痛苦的人要报以慈悲的态度，慈悲与同情不同，慈悲是一种爱。同情是跟痛苦的人感同身受。但实际上在同情的背后往往却带着一种优越感的成分。生活中我们经常会看到，当你陷入痛苦之中时，你的周围就会出现一些人，说着安慰的话，表情痛苦好像那件事情发生在他们身上一样。如果深入观察那些同情背后会带着一点兴奋。而慈悲是一种行动的付出，慈悲的人会想尽办法让你走出痛苦，把你从低级的能量圈中带出来。他并不会带着优越感，也不会跟你一起陷入悲伤和痛苦，他会把爱带给你。让你走出悲伤和痛苦。同情不会让头脑平静，相反它会让你喜欢上痛苦，如果没有痛苦你怎么表达同情呢？你会寻找各种能让你进入同情的痛苦，邻居、单位、社会、动物、小说、视频、网络等等。慈悲不会对痛苦感兴趣，慈悲关心的是人，如果你是带着慈悲的态度对待那个陷入痛苦的人，痛苦不会打扰慈悲的人，当然慈悲也不会是一种快乐。它是爱，它不是一种情绪，所以对待痛苦的人，慈悲的态度会给头脑带来平静。

对美德的人报以喜乐的态度。生活中如果遇到具有美德的人，要为他高兴，而不是嘲笑批评。如果你批判具有美德的人，那么你也在拒绝美德本身。批判的背后还有一个"自我"在作祟，谁会比我更加高尚？谁会比我更好？这个世界上不可能有比"我"更加棒的人！每次你批判那个高尚的人时，就好像你比他更加高尚。对美德的人报以喜乐的态度，你才能成为美德的人，你的自我才会消失，自我消失，头脑也会平静。

对罪恶的人报以漠不关心的态度。生活中如果有人恶意对你，你应该保持漠不关心的态度，如果你用同样的手段实行报复，那么你也陷入罪恶之中。如果你选择谴责罪恶，那么由于你过分关注罪恶，就会融入罪恶。心理学的研究证明，小时候那个伤害你最多，并且让你恨之入骨的人，长大后你就会变成那个样子，那是因为你太关注它了，所以漠不关心的态度，才能让你远离罪恶。

以上在生活中保持的四种态度是去除头脑形式障碍的法则之一。

方法二，"呼气和屏气交互进行，头脑也可以变平静"（《瑜伽经》1.34）。

前面在呼吸法的章节中，我们讲到呼吸和情绪的关系，无论我们处在什么情绪之中，就会有相应的呼吸节奏与之联动，愤怒时、高兴时、敌对时、友好时……会有特别的呼吸节奏与之相应。同样的只要改变呼吸的节奏，也可以改变相应的情绪和想法。这就是为什么一些瑜伽练习者在经过一段时间的练习后，性格变得安静了，时间久了有一种莫名的喜乐和快乐会从内心升起。那是瑜伽老师在练习时经常会提醒"保持呼吸的稳定""让呼吸慢下来""深长缓慢的呼吸""注意自己的呼吸"……经过长期的练习，练习者的呼吸模式改变成了宁静、喜乐、友善的呼吸模式。当然还有身体练习带来的能量流动，使那些淤积的紧张和障碍消除，也会影响呼吸的节奏。所以只要你感到紧张、焦虑、愤怒甚至快要发疯的时候，只要记住让自己做3~5个深呼吸，让呼吸慢下来，情况就会改变。这种对付情绪的方法在日常生活中可以试着使用，很有效果。

但是这里讲的"呼气和屏气交互进行"是一种非常彻底的方法，通常我们会跟呼吸法和收束法一起使用，那样效果更好。它的做法是尽力呼气把气呼得很干净，然后屏住一段时间，再放开吸气，这样反复。3~5次，放松静坐，这时会有一个神奇的片刻出现，呼吸就像消失了一样，这个时候头脑里没有一丝思想，你可以体验到一个片刻的"空"。这个空的体验十分珍贵，这为进一步冥想奠定了基础。

方法三："专注于感官产生特别的知觉，会对静心有帮助"（《瑜伽经》1.35）。

通过专注于感官的练习，对于那些对冥想没有信心的人来说会带来极大的鼓励。比如当我们专注于鼻尖做冥想，持续练习5~7天嗅觉就会特别敏锐，能闻到一些特别的芳香；同样的如果专注舌尖，就能使味觉变化，可以尝出更多细腻的美味；如果把专注力放在舌中部，沟通和交流可以超出语言本身。专注不同的感官都会出现不寻常的知觉，练习者会看到奇特的画面，听到常人不能听到的声音……这对练习者来说就有了练习的动力，这种特别的感受对练习冥想有很大帮助。

方法四："专注于安详的内在之光，可以超越所有的忧伤"（《瑜伽经》1.36）。

冥想时如果专注点在不同脉轮都会感觉到不同的光，尤其是当你忧伤、悲痛的时候，把专注点放在心轮，有些人很快就会有圆形的各色光出现。关键是当你专注心轮时，那些让你伤心的事就会平息，好像它们都转变成了安详的内在之光。

方法五："也可以对一个已经达到无欲的人做冥想"（《瑜伽经》1.37）。

通过对一个你了解的伟大圣人，或者你崇拜的一个无私的人，专注在这个圣洁的人的心境里，这样也可以让思想变得平静。

方法五："也可以冥想睡觉的时候所浮现的知识"（《瑜伽经》1.38）。

每一个人都会做梦，有时有些梦很特别，比如，你梦见自己在天空飞翔；你梦见自己解开了心中的疑问；你梦见了自己彻底原谅了伤害你的人……你可以专注于梦里给你留下的深刻印象的情景和心境，这样也可以让你的思想变得平静。

方法六："也可以冥想任何吸引你的神圣事物"（《瑜伽经》1.39）。

可以通过专注那些你喜欢的任何事物，但那个主题应该是神圣的。比如，你去过的让你特别放松的海边；让你安静的特别地方；让你喜乐而安详的氛围……这样也可以达到平静思想的目的。

"就这样，瑜伽行者变成一切的主人，从无限小的到那个无限的"（《瑜伽经》1.40）。

通过以上练习，瑜伽练习者的思想可以借助任何无限小到无限大的事物，进行深思，并变得可以驾驭思想，成为一切思想的主人。

四　冥想的姿势

《瑜伽经》中描述的 Asana 是稳定而舒适的，也就是毫不费力地长时间保持这个姿势，这个姿势就练成了。冥想坐姿从形式上看是简单的，但要做到长时间保持舒适而稳定，却并不容易。它需要髋关节在三个面上有足够的灵活度，同时脊柱要有很好的活力，肌肉要有足够的力量。对于一般人来说要做到这一点是需要花一些时间来练习身体的。只有精通了姿势，冥想时身体才不会是障碍。

从这个角度来说，冥想坐姿是检验体位练习的重要标志。有人会提出异议，坐姿还需要练习吗？确实有一些人不需要练习或只要稍加练习，就能做到。那么怎样才算是精通坐姿了呢？如果你可以试着用以下任何一个坐姿，稳定地保持三个小时而并不觉得难受的话，你的坐姿就算达到了。练习过的人都知道，要做到这一点并不是很容易。许多人由于髋关节不够灵活而觉得腰酸腿麻，很难放松下来。另外，脊柱的问题、疾病问题和经络堵塞的问题，都会影响冥想坐姿的稳定和舒适。

在前面提到的一系列的瑜伽体位练习中，如果进行合理、持续的练习，一段时间后身体的经络就会逐渐打开，关节变得灵活，肌肉变得有力量，机体充满健康和活力。这时你再以冥想姿势坐着，就会越来越放松，越来越稳定。直到那么一刻的到来，你坐着已经感觉不到身体的存在，你将第一次完全沉浸在能量之中，这时的你是那么放松、那么自由、那么喜乐，你已经为内在的旅程做好了准备。

1　简单坐

直腿坐开始，屈右膝，把右脚放在左大腿下；屈左膝，把左腿放在右大腿下；两手结瑜伽手印放在膝盖上，掌心朝上（见图 7-2-1）。

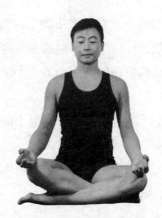

图 7-2-1

简单坐是最简单的，也是较为容易的冥想姿势之一。相比之下这个坐姿不易引起身体的紧张和疼痛，因此对于初学者和关节僵硬的人来说，来自于身体的障碍较少，更容易进入宁静状态。

2 半莲花坐

从直腿坐开始，弯起一条腿，脚后跟顶住会阴（初学者可放在大腿下）。然后，弯起另外一条腿，将脚背放在大腿根上，结瑜伽手印放在膝盖上，掌心朝上（见图 7-2-2）。

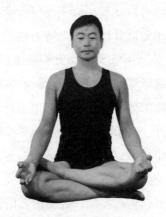

图 7-2-2

比起简单坐，半莲花坐要求略高，和莲花坐相比又较简单，建议大家在练习时，两个脚要交换着练。

3 莲花坐

从直腿坐开始，用手抓住右脚，放到左大腿根上，脚底朝上；再抓住左脚，放在右大腿根上，脚底朝上，结瑜伽手印放在膝盖上，掌心朝上（见图 7-2-3）。

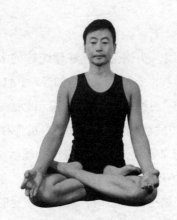

图7-2-3

保持身体的静止，是使心灵安静的开始，这种静止是达到内在安定的第一步，也是冥想的基础。这个姿势给下背部以压力，对安定神经有很明显的作用，当呼吸变得缓慢，肌肉的紧张感也在慢慢消失。盘腿可以放慢下半身的血液循环，使内脏区域的能量充足，对消化系统也有极大好处。

4　至善坐

直腿坐，弯曲右小腿，把右腿脚跟抵住会阴，脚底靠近左大腿；然后，弯曲左大腿，把左脚放在右脚踝上，两脚脚后跟上下叠放，把左脚跟靠近耻骨，脚底放在右腿的大腿和小腿间，结瑜伽手印放在膝盖上，掌心朝上（见图7-2-4）。

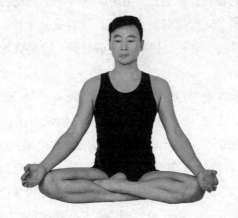

图7-2-4

至善坐有镇定神经的效果，是进入冥想的基础姿势，有助于做好冥想的准备；盘腿的姿势可以让心灵保持警醒；同时，由于这个姿势对会阴的压力，使得性能量向上提升并超越性；盘腿的姿势可以改变血液循环，改善腹腔、胸腔和头颅的能量供应，同时对脊椎也有好处；它还对调节女性生殖系统的神经有直接作用。

五　明辨观察者

"当头脑的活动受到控制，头脑会变成好像纯粹的水晶，平等而且没有歪曲地反映出觉察者、觉察和那个被察觉的。"（《瑜伽经》1.41）。

练习冥想一定要搞明白"观察者""观察"和"被观察的"；"观察者"指的是"纯粹的意识"，观察是"头脑的活动"而"被观察的"是外在的对象。"外在的对象"除了我们熟悉的感官捕捉到的对象外，还有思想和心理活动。如果头脑变成像水晶一样，那么观察者接受到的外在对象就不会扭曲。比如，红色的玫瑰花通过水晶映射到观察者时也是红色的，如果花是白色的，观察者接受的也是白色的。

冥想是一种内在技能训练。与所有练习一样都需要持续有规律的练习，才会有所改变。实际上从接触瑜伽的第一天开始就应该了解三昧法（Samyama 三耶摩）、专注（Dharana）、冥想（Dhyana）和三摩地（Samadhi），把练习融入生活中。

1　觉知练习

前面我也提到了"觉知"，带着觉知练习体位，不光生理上发生变化，重要的是觉知力会发生变化，再把这种觉知带入到生活的方方面面，比如说走路、吃饭、交谈、扫地、洗碗、烧菜、生气、高兴、思考甚至睡觉……这样就开始摆脱"业"的干扰。"业"是一种惯性，这种惯性的反应常常会让人远离当下，每一个人都会有很多固定的反应模式，但生命是流动的，是一个片刻接着一个片刻的，如果你用过去的固定模式套用到现在，就会把"活的此刻"变成"死的过去"。这也是孩子与大人之间，大人与老人之间沟通的最大壁垒。带着觉知生活，就是让自己重新鲜活起来，就像回到孩提时代，对每一件事都充满好奇。这是练习冥想的第一步。

2　分辨练习

觉知开始后，分辨才有可能，你开始有了"观察者""观察"和"被观察的"最初的区分。你和观察对象之间就拉开了距离，比如说走路，通常在不觉知的情况下，我们会说"我在走路"；当你开始觉知的时候，你会说"我观察到我的身体在走路"；同样的，如果你有情绪，在不觉知的情况下，你会说"我生气了"；但是在你觉知的情况下，你会说"我观察到了生气"；这样的情况也发生在思考上，你能观察到思考，你能观察到睡觉……你开始发现"你不是身体""你不是情绪""你不是思想""你也不是梦"……你是"观察者"。

3　专注练习

当经过练习的身体，可以轻松地以一个冥想坐姿坐着的时候；当你有了当下的体验以后；当你有了基本的分辨力以后，进入专注练习之中就会比较容易。专注就是"将头脑限制在被冥想的客体上"。

专注练习开始，要找到合适的专注对象，一般初学者建议先从较粗的对象开始，等到可以达到稳定的冥想状态时，再换精细的专注对象。专注是可以通过眼、耳、鼻、舌、身，任何一个感官来进行的。比如说：观蜡烛、听音、闻香、尝味、触觉等。

用一种方法来练习，这样渐渐的专注的品质变得越来越纯净，越来越稳定，直到"意识的流变成不间断的"，就来到冥想阶段。如果你可以45分钟专注于一个对象而不间断，那么专注就开始变成一项你随时随地可以做到的技能。有了这样的能力，可以在任何时间、地点，专注于任何对象。这时头脑就变成了一个高效的工具。

4 观照练习

进入冥想之前，先要了解一个关键词叫"观照"。"观照"分为"观"和"照"，"观"是看的意思，"看"需要观者跟观察对象之间创造出一个距离，"照"是观察对象被"照见"并"显现"其本来的样子。冥想是观照技能的训练，通过对观察对象稳定不间断的观照，使观察对象清晰无误地显现其本真。通过一段时间的冥想练习，可以达到最初的三摩地，《瑜伽经》把它叫做 Samprajnata Samadhi（三普拉吉那塔三摩地）。在这个阶段通过觉知练习，渐渐培养出全知全觉，你的存在发生了质的变化；进而对观察者、观察和观察对象开始有了分辨力；再加上专注练习培养出的定力，就可以很快在冥想中达到 Samprajnata Samadhi（三普拉吉那塔三摩地），一种喜乐和纯粹存在的体验。

通过五知根（眼、鼻、舌、耳、身）的任何一个你比较敏感的器官进行练习，都能体验到三摩地。比如，我在前面提到的坐在校园的草坪上，用眼睛来看 片树叶，"我"消失了，只留下叶子，这个现象就是三摩地。这时头脑的活动还在，只是处在非常稳定的状态（就像水晶一样透明）。

这种技能一旦形成，就可以层层深入地体验更精细的三摩地，这就是《瑜伽经》中描述的另一个三摩地——Asamprajnata Samadhi（阿沙姆普拉吉那塔三摩地）。运用冥想练习培养起来的技能，把空无当成观察对象，这时所有的心理活动都停止，头脑里只是保留未显现的印象，那个未显现的就是过去的种子，那个种子还在。这个阶段头脑是静止的，它还携带着潜在的种子。从有观察对象到观察对象是无，这是一个技能上的突破。这要经历以下四个阶段的三摩地。

5 三摩地的四个阶段

第一是有寻三摩地（也叫有疑问的三摩地），"在有寻三摩地（沙唯塔卡三摩地 Savitarka Samadhi）的状态下，瑜伽行者仍然没有办法分辨真实的知识，基于文字的知识和基于推理或感官知觉的知识"（《瑜伽经》1.42）。

我国有个数学家叫陈景润，当年他沉浸在数学题中，常常处在忘记时间、忘记环境、忘记自己的状态，他的全部能量都被客体（数学）占有。这在许多科学家、哲学家身上都发生过，这种三摩地叫做沙唯塔卡三摩地（Savitarka Samadhi）。只是对于科学家和哲学家来说，这是没有训练过的自发的三摩地，或者说这些人天生就具有这样的能力。

而瑜伽行者是通过练习，主动达到这种逻辑推理层面上的三摩地，瑜伽练习者在瑜伽经典文字的基础上，进入到很深的逻辑解读之中，这种三摩地是基于文字和推理，在理论上已经达成完美。沉浸在逻辑推理中的状态就是有寻三摩地，虽然瑜伽行者可以在经典文字的理解中明白一些关于真理的知识，但并没有办法分辨出真实的部分。这是第一阶段的三摩地。

第二是（无寻）有伺三摩地（也叫无疑问的三摩地），"当记忆被纯化，瑜伽行者就能够看清事物的真实本性，而不受名称、性质和知识的影响，就达到了（无寻）有伺三摩地（尼尔唯塔卡三摩地 Nirviratka Samadhi）"（《瑜伽经》1.43）。

这个状态像是艺术家在完全投入创作时的状态，达·芬奇、李白、贝多芬这些著名的画家、诗人和音乐家都具备这样的特质。当记忆被纯化留下的是事物的本质内涵，在艺术家的许多不朽之作中，我们能感受到那个真实的内涵。只有达到尼尔唯塔卡三摩地（Nirviratka Samadhi），才可以从他们的作品中表现出来，达·芬奇的画像中表现出来的是人物的神态。记忆被纯化的意思是，当画家观察一个人后，那个人叫什么名字？做什么工作？穿什么衣服？是好人还是坏人……这些表面的知识都被过滤掉了，只留下那些传神的特质。又如李白的诗句："今人不见古时月，今月曾经照古人。古人今人若流水，共看明月皆如此。"从"看月亮"这一表面的知识中，看到的是事物的本质内涵。当然还有贝多芬的音乐，是从生活中经验的知识里，经过纯化的知识，通过音乐提取出能引起生命共鸣的节奏和音符，这样的三摩地叫尼尔唯塔卡三摩地（Nirviratka Samadhi）（也叫有伺三摩地）。同样艺术家的三摩地状态也是自发的，也就是我们常说的灵感。

瑜伽行者是通过练习达到尼尔唯塔卡三摩地（Nirviratka Samadhi），在这里冥想者的能量不再停留在客体上，而是进入客体的本质和内涵上，不会受客体的名称、性质和知识影响。

如果我们对花做冥想，在沙唯塔卡三摩地（Savitarka Samadhi）中，会带入花的名称、生命周期、什么科的、形状、大小、颜色等知识；而在尼尔唯塔卡三摩地（Nirviratka Samadhi）中，你看到的是"一花一世界"。

第三个阶段会进入更精微的客体之中，达到无寻无伺三摩地（沙唯查拉三摩地 Savichara Samadhi）。在无寻无伺三摩地(沙唯查拉三摩地 Savichara Samadhi) 中，我们开始把前面两个阶段的练习所培养起来的专注能力，用在无形的观察对象上，比如空气或某一个空间。进入深度的、清醒的空灵境界，这就是无寻无伺三摩地。这种体验给人的感觉极其放松自由。

第四阶段要超越第三阶段，到达空性三摩地（尼尔唯查拉三摩地 Nirvichara Samadhi）。在尼尔唯查拉三摩地（Nirviratka Samadhi）中，继续深入练习，当观察者观察的是一个"空"，一种特别的观察就会发生，观察者开始反观自己，这时观察者和观察活动相遇，"我"消失了，有一种极乐的解脱的错觉。这时会觉得自己已经达到了"空"，这样一个"我已经到达的念头"，会打破那个连接。这个想到达终点的种子还在，这颗种子就是头脑，它还没有完全消失。

"以上这些从冥想一个客体所产生的三摩地是带有种子的三摩地，它没有办法给你脱离生死轮回的自由"（《瑜伽经》1.46）。

如果头脑里还有"我已经达到的念头"，这颗种子就还在。只要种子在，它还是会长成跟原来一样的树来，还是没有办法摆脱生死轮回。

所以，冥想的练习还要继续，"当达到了空性三摩地最终的纯粹状态时，心灵之光就会乍现"。继续深入练习，直到这个对其他所有控制的控制都被超越了，没有种子的三摩地就被达成了。

六　介绍观鼻尖法

接下来介绍一个简单易学，又很安全的小方法——观鼻尖法，提供给大家，这是冥想入门的基础方法之一。当然也可以用眼睛、耳朵、舌头和身体等其他感官做入门训练。

1　准备及姿势

练习前选择好环境，不要在很嘈杂的地方练习，刚开始最好找一个有练习经验的老师带你练。准备一块垫子和一条毛毯。用以上学过的任意一种冥想坐姿，坐在垫子上，注意坐的时候要坐在垫子的前端，把臀部垫高，而腿并没有坐在上面。用毛毯盖住膝盖。如果你的膝盖或腿有问题，也可坐在凳子上，保持上半身的垂直与放松。

如果你的身体有些僵硬，先做几遍拜日式，让身体柔软起来；如果学过呼吸法和契合法，最好也一并在冥想前做一下，这样身体内部的能量系统会被调动起来，冥想坐姿也会更加稳定。

2 练习过程

坐定后，先要检查身体是否放松。如果身体很紧张，可以用意识从上而下地放松身体的各个部位。头顶放松、前额放松、眉毛放松、眼睛放松、耳朵放松、面颊放松、嘴巴放松、牙齿放松、下巴放松、颈部放松、肩膀放松、手臂放松，手掌放松、手背放松、手指放松、胸部放松、背部放松、腹部放松、腰两侧及腰后放松、臀部放松、大腿放松、小腿放松、脚踝放松、脚背放松、脚底放松、脚趾放松。

当身体处在放松而稳定的姿势时，就可以进入到下一步的练习。有些人坐着很紧张，很不舒服、不安定，那就没有办法进入下一步的练习，这时要检查一下自己的坐姿，重新调整好姿势或换一个坐姿，使身体放松下来。

接下来是专注于自己的鼻尖，只是把意识放在鼻尖，不做任何控制，只是把注意力放在这里，刚开始会有一些念头干扰，通过练习，渐渐的专注会变得稳定而持续不断。一段时间后，当你的专注不受打扰了，直到有一天你闻到一种从未有过的香味，你沉浸其中，没有时间、空间，也没有你，只有那个奇异的香味，三摩地发生了。

每次练习时静坐 45 分钟到 60 分钟后，做一下伸展，可将两腿屈膝前伸，左右摇摆一下。把腿收回用手拍打手臂、肩膀及颈部两侧，用手掌洗脸。

3 注意事项

不要带着太多的动机去练，最好不要把它当成是练习来练。把冥想当成是，你走累了自然而然地坐下来歇一歇，这么自然的事情。

不要太勉强自己，尤其是刚开始，坐的时间不宜太久，10 分钟到 20 分钟就可以了，渐渐延长到 45 分钟、60 分钟。

4 益处

冥想可以减少能耗，使身体的能量消耗降到最低，因此，体内的能量会重新分配，使精力充沛、生命力特别旺盛。肌体的许多慢性疾病会得到改善或消失。例如：便秘、失眠、内分泌失调等。最重要的是你每天都会有一些从内心深处涌出的喜悦感，随着练习的深入，这种喜悦感会日益增加，直到你融化在喜悦之中。

这样的技能训练，开始时最好要找个有经验的老师先带一下，等到掌握技能后可以在家里练习。技能培养起来后，就可以层层深入地将观察对象变得越来越精细，直到空无，再往精细中走时，会越来越难。最后一步是非技能的，那就是超越了所有控制的控制。

附

帕坦伽利《瑜伽经》全文

帕坦伽利《瑜伽经》共分成四个部分：

第一部分：
三摩地（Samadhi）
这一部分有五十一段经文。

第二部分：
实践篇（Sadhana）
这一部分共有五十五段经文。

第三部分：
超能力（Vibhuti）
这一部分共有五十六段经文。

第四部分：
解脱篇（Kaivalya）
这一部分共有三十四段经文。

四个部分加起来共有一百九十六段经文。

第一部分　三摩地（Samadhi）

经文：

1.1 现在，讲解瑜伽。

1.2 瑜伽是头脑的止息。

1.3 那么，人就能回到本性之中。

1.4 在其他状态下，意识就会跟头脑的形式认同。

1.5 头脑的形式有五种，它们可以是痛苦的根源，也可以是没有痛苦的根源。

1.6 它们是：正确的知识、错误的知识、想象、睡觉和记忆。

1.7 正确的知识有三个来源：直接的认知、推理和开悟者的话。

1.8 错误的知识是一个虚假的观念，它不等于事实本然的样子。

1.9 想象是一个被文字所唤起，而在它背后没有任何实质的意向。

1.10 没有任何内容物的头脑型式就是睡觉。

1.11 记忆就是过去遗留在头脑中的印象重新映射到意识中。

1.12 它们的静止是借着持续的修行和不执着而发生的。

1.13 在这两者里面，修行（阿伯亚沙）就是努力约束自己的思想不让它起杂念。

1.14 带着虔诚，持续不断的，努力根植于自己的本性。

1.15 不执着（拜拉格亚 Vairagya）是通过自控，摆脱了对感官欢乐的渴求。

1.16 不执着（拜拉格亚）的最终状态，是通过了解"至高无上的自己"（普鲁夏 Purusha）的最内在本性而停止一切欲求。

1.17 最初正确的三摩地练习（三普拉吉那塔三摩地 Samprajnata Samadhi）是伴随着推理、反省、喜乐和纯粹存的感觉这四个阶段的。

1.18 深入练习达到另一个三摩地（阿沙姆普拉吉那塔三摩地 Asamprajnata Samadhi）里，所有的心理活动都停止，头脑里只是保留未显现的印象。

1.19 这个三摩地（阿沙姆普拉吉那塔三摩地 Asamprajnata Samadhi Samadhi），如果没有不执着做基础，修行者没有化除前世留下的业种，就会成为无身之神和那些与人类原始状态相结合的灵魂再次显现。

1.20 除此以外通过真诚、努力、正念、专注和智慧而达到阿沙姆普拉吉那塔三摩地（Asamprajnata Samadhi）。

1.21 成功最接近那些很努力而且很真诚的人。

1.22 按照努力程度的不同，成功的机会也会有所不同。

1.23 那些臣服于神的人也能够达到成功。

1.24 神是至高无上的，他是一个神性意识个别的单位。他不会被生活、行动、以及他的结果所产生出来的痛苦所碰触到。

1.25 在神里面，那个种子被发展到它最高的程度。

1.26 超出时间的界线，他是师父中的师父。

1.27 他以 AUM 为人所知。

1.28 重复颂念和静心冥想 AUM。

1.29 重复颂念和静心冥想 AUM 会使所有的障碍都消失，并且有一种新的意识会醒悟过来。

1.30 疾病、无精打采、怀疑、不开心、懒惰、肉欲、妄想、无能和不稳定等是会使头脑困扰的障碍。

1.31 痛苦、失望、颤抖和不规则的呼吸是受到困扰的头脑症状。

1.32 要除去这些障碍，必须专注于以下法则。

1.33 借着培养对快乐的人报以友善的态度，对痛苦的人报以慈悲的态度，对美德的人报以喜乐的态度，对罪恶的人报以漠不关心的态度，头脑就会变平静。

1.34 呼气和屏气交互进行，头脑也可以变平静。

1.35 专注于感官产生特别的知觉，会对静心有帮助。

1.36 专注于安详的内在之光，可以超越所有的忧伤。

1.37 也可以对一个已经达到无欲的人做冥想。

1.38 也可以冥想睡觉的时候所浮现的知识。

1.39 也可以冥想任何吸引你的神圣事物。

1.40 就这样，瑜伽行者变成一切的主人，从无限小的到那个无限的。

1.41 当头脑的活动受到控制，头脑会变成好像纯粹的水晶，平等而且没有歪曲地反映出觉察者、觉察和那个被察觉的。

1.42（通过冥想达到三摩地分为四个阶段）在有寻三摩地（沙唯塔卡三摩地 Savitarka Samadhi）的状态下，瑜伽行者仍然没有办法分辨真实的知识，基于文字的知识和基于推理或感官知觉的知识。

1.43 当记忆被纯化，瑜伽行者就能够看清事物的真实本性，而不受名称、性质和知识的影响，就达到了（无寻）有伺三摩地（尼尔唯塔卡三摩地 Nirviratka Samadhi）。

1.44 随着冥想的客体更精微，对于有寻三摩地（沙唯塔卡三摩地 Savitarka

Samadhi）和（无寻）有伺三摩地（尼尔唯塔卡三摩地 Nirviratka Samadhi）的解释，也可以解释更高的三摩地状态，它可以进一步达到"无寻无伺三摩地"（沙唯查拉三摩地 Savichara Samadhi），最后可以达成"空性三摩地"（尼尔唯查拉三摩地 Nirvichara Samadhi）。

1.45 跟这些较细微的客体连结的三摩地的范围可以延伸到精微的能量无形的状态。

1.46 以上这些从冥想一个客体所产生的三摩地是带有种了的三摩地，它没有办法给你脱离生死轮回的自由。

1.47 当达到了空性三摩地最终的纯粹状态时，心灵之光就会乍现。

1.48 在空性三摩地中，意识充满着真理。

1.49 在空性三摩地的状态下，一个客体是全方位地被经验到，因为在这种状态下，知识是不必使用感官而直接被得到的。

1.50 在空性三摩地里所得到的知觉超越所有正常的知觉，不管是在程度上或强度上都是如此。

1.51 当这个对其他所有控制的控制都被超越了，没有种子的三摩地就被达成了，当它被达成，就可以脱离生死轮回。

第二部分　实践篇（Sadhana）

经文：

2.1 实践瑜伽（Kriya-Yoga）是一种实际的、初级的瑜伽，它包含严格的修行、自我学习和臣服于神。

2.2 练习实践瑜伽会减轻痛苦，并导致三摩地。

2.3 痛苦起因于缺乏觉知、自我主义、吸引、排斥、执着于生命和对死亡的恐惧。

2.4 不管那些痛苦是处于潜伏、减弱、改变或扩张的状态，其他痛苦的原因要透过缺乏觉知才能够运作。

2.5 缺乏知觉就是把短暂的看成永恒的，把不纯的看成纯的，把痛苦的看成快乐的，把"非自己"看成自己。

2.6 自我主义就是看者跟那个被看的认同。

2.7 吸引，以及通过它而产生的执着，是朝向能够带来欢乐的东西。

2.8 排斥是针对那些会引起痛苦的事情。

2.9 对死亡的恐惧和对生命的执着一直都在你的生命中流动，它在每一个人身上都很明显，甚至连有学问的人也是如此。

2.10 五种痛苦（1.缺乏觉知；2.自我主义；3.执着；4.排斥；5.贪生怕死）的源头可以借着往回走到它们的起点，来解决它们而废掉它们。

2.11 五种痛苦的外在表现可以通过静心而消失。

2.12 "业"的经验（没有觉知的行为）不管是在现在或是在未来所履行的，它们的根源都是在于五种痛苦。

2.13 只要那个根还在，"业"在来世还是会通过很多种不同的方式被履行。

2.14 美德会带来快乐，邪恶会带来痛苦。

2.15 有分辨能力的人会了解，业力和五种头脑的变形之间所产生出来的冲突，会导致痛苦。

2.16 未来的痛苦必须被避免。

2.17 "看者"和那个"被看的"之间的连结会造成痛苦，那个连结必须被断掉。

2.18 那个"被看的"是由各种元素所组成的，感官的本质是稳定性、行动和惰性，它的目的是为了要提供经验，这样那个"看者"才能够解脱。

2.19 三种属性——稳定性、行动和惰性——有四个不同的阶段：被限定的（物质）、没有被限定的（头脑）、被指出的（自己）和没有显示出来的（没有自己）。

2.20 那个看者虽然是纯粹的意识，也是要通过头脑的歪曲来看。

2.21 那个被看的只为看者存在。

2.22 虽然对于那个已经达到解脱的人来讲，那个被看的是死的，但是对其他人来讲，它是活的，因为这是大家共同的看法。

2.23 看者和那个被看的会合在一起，这样它们个别的真实本性才能够被了解。

2.24 这个结合的原因是无知。

2.25 当无知消失，使得看者和那个被看的之间的关系断掉，这是可以带来解脱的处方。

2.26 很坚定地分辨什么是真实的，什么是不真实的，将能够使你的无知消失。

2.27 成道的最高阶段可以用七个阶层（地、水、火、风、空、见和识）来达到。

2.28 借着练习各种不同的瑜伽境界来破坏不纯物，就会有心灵的照明产生，它可以发展成觉知到真相。

2.29 瑜伽的八个步骤就是：自律（给你生命的能量一个方向）、内制（固定的修持）、姿势（体位法）、调息（呼吸的调整）、制感（回归）、专注（集中精神）、冥想（沉思或静心）和三摩地（恍惚）。

2.30 瑜伽的第一步，自律，是由下列五个誓言所组成的：非暴力、真实、不偷盗、性的节制和不占有。

2.31 这五个伟大的誓言可以用在成道的七个阶段，不论在什么种类的人、地方、时间或情况都可以。

2.32 纯净、满足、研究自己、学习经典和臣服于神是必须被遵守的法则。

2.33 当头脑被错误的思想所打扰，那么你就去思索跟它相反的事物。

2.34 需要沉思相反的事物，因为错误的思想、感情和行动，比方说暴力，不论他们是被执行、被引起，或是通过贪婪、愤怒，中度的或强度的头脑的妄想而被允许，都会造成无知和严重的痛苦。

2.35 当瑜伽行者确立在非暴力之中，那么他周边的人就会受到他的影响而放弃敌意。

2.36 当瑜伽行者确立在真实之中，他不要行动就可以达到行动的结果。

2.37 当瑜伽行者确立在不偷盗之中，内在的财富就会呈现出来。

2.38 当瑜伽行者确立在性的节制之中，就会得到活力。

2.39 当瑜伽行者确立在不占有当中，存在的"如何"和"为何"就被了解了。

2.40 当纯净被达成，瑜伽行者会对身体不再执着，并倾向于不跟别人的身体接触。

2.41 从身体的纯净会产生出高兴、精力集中，对感官的控制和自我达成的良好状态。

2.42 满足会带来至高无上的快乐。

2.43 锻炼和修行会摧毁不纯的东西，随之而来的，身体和感官会变完美，身体和心理的力量会被唤醒。

2.44 跟神性的结合是通过研究自己而发生的。

2.45 借着臣服于神可以达到完全的醒悟。

2.46 那个姿势应该是稳定的，同时是舒服的。

2.47 借着松掉你的努力和静心冥想那个无限的，瑜伽的姿势就被精通了。

2.48 当瑜伽的姿势被精通了，由二分性所引起的打扰就停止了。

2.49 姿势完美之后的下一步是呼吸控制，它是通过吸气和呼气后的屏气（停顿），或是突然停止呼吸来达成。

2.50 呼吸停顿的持续和频率受到时间和空间的限制，它可以变得越来越长，越来越精微。

2.51 第四种呼吸调整，相对于另外三个，它是内在的。

2.52 然后来到了揭开覆盖在内在之光的遮蔽物。

2.53 然后头脑会变得适合集中精神。

2.54 制感，是借着抛弃被外在的客体所吸引，来达到恢复头脑控制感官的能力。

2.55 然后会变得可以驾驭所有的感官。

第三部分　超能力（Vibhuti）

经文：

3.1 专注是将头脑限制在被冥想的客体上。

3.2 冥想意味着意识对客体的流是不间断的。

3.3 三摩地是当意识跟客体合而为一。

3.4 专注（Dharana）、冥想（Dhyana）和三摩地（Samadhi），这三个一起构成三昧法（Samyama 三耶摩）。

3.5 精通它可以达到最高意识的光。

3.6 三昧法（Samyama 三耶摩）可以在各个阶段被应用。

3.7 这三个——专注、冥想和三摩地跟它们之前的五个相比是内在的。

3.8 但是这三个跟没有种子的三摩地相比是外在的。

3.9 头脑的蜕变是通过熟悉思想停止的空隙（Niradh parinam），在那个状态下，它短暂地介于一个消失的意念和一个正要发生的意念之间。

3.10 在重复的练习中，这个流变得稳定。

3.11 内在的蜕变是从分心的状态，渐渐稳定下来变得不分心，同时意识变得更集中于一点。

3.12 集中于一点的蜕变是头脑的一个情况，在那个情况下，一个在头脑里渐渐消失的客体由下一个完全类似的客体所取代。

3.13 借着上述最后的四段经文里面所说的特性和状态，元素和感官的蜕变也可以被解释。

3.14 不论它们是潜伏的、活跃的或是没有显现的，所有的特性都与生俱来地存在于那个基础。

3.15 各种不同的蜕变是由各种不同的隐含过程所引起的。

3.16 借着三种蜕变——Niradh（头脑短暂的停止；两个思想之间的空隙），Samadhi（内在的蜕变），和 Ekagrata（头脑定在一个点），来达到 Samyama（三耶摩），就会通晓过去和未来。

3.17 那个声音、目的和它背后的概念都以一种混乱的状态一起存在于头脑里。借着融入声音，达到 samyama（三耶摩）的状态，那个分辨就会发生，然后你就可以了解任何活的生物所发出来的声音的意义。

3.18 借着观察过去的印象，就可以达到对前世的了解。

3.19 通过 samyama（三耶摩），占据别人头脑的意象可以被知道。

3.20 但是通过 samyama（三耶摩）而来的知觉没有办法知道支持别人头脑里的意象的心理因素，因为那不是 samyama（三耶摩）的客体。

3.21 借着融入使接收能力暂停的身体形式，观察者的眼睛和来自身体的光之间的联系就会断掉，身体就会变得看不见。（瑜伽行者可以把自己的身体变得好像看不见。）

3.22 同样的原则也可以用来解释声音的消失。

3.23 接着在两种"业"——活动的和潜伏的上面，或是在预兆和征兆上面达到 samyama（三耶摩），你就可以预测精确的死亡时间。

3.24 借着在友善或任何其他的属性上达到 samyama（三耶摩），在那个品质上你就会得到很大的力量。

3.25 借着融入大象的力量，达到 samyama（三耶摩）的状态，你就会达到大象的力量。

3.26 借着融入内在的光，你就会了解到那个精致的、隐藏的和远处的知识。

3.27 借着融入太阳，达到 samyama（三耶摩）的状态，你就会了解太阳系。

3.28 借着融入月亮，达到 samyama（三耶摩）的状态，你就会了解有关星星的安排。

3.29 借着融入北极星，达到 samyama（三耶摩）的状态，你就会了解星星的移动。

3.30 借着融入肚脐的中心，达到 samyama（三耶摩）的状态，你就会了解身体的组织及结构。

3.31 借着融入喉咙，达到 samyama（三耶摩）的状态，饥饿和口渴的感觉就会停止。

3.32 借着融入呼吸神经——kurma-nadhi（锁骨窝），达到 samyama（三耶摩）

的状态，瑜伽行者就能够变得完全不动。

3.33 借着融入头顶下方的光，达到 samyama（三耶摩）的状态，你就有能力可以跟所有完美的人联系。

3.34 通过 pratibha（光的智慧），直觉，你就可以知道一切。

3.35 借着融入心，达到 samyama（三耶摩）的状态，可以使你觉知到头脑的本性。

3.36 经验是没有能力分辨普鲁夏（Purusha；纯粹的意识）和沙特瓦（sattva；纯粹的智力）之间的差别，虽然它们是完全清楚而可以分辨的。借着融入自己的意识，达到 samyama（三耶摩）的状态，就会产生普鲁夏（Purusha）的知识，它跟来自别人的知识是不同的。

3.37 直觉的听、碰触、看、尝和闻会随着这个而来。

3.38 这些超能力（是头脑转向外在时的力量），是到达三摩地之路的障碍。

3.39 松掉枷锁的因，同时知道那个管道，可以让头脑进入别人的身体。（译注：枷锁的因是指认同，管道是指透过觉知而知道从哪里离开身体以及再度进入身体的管道。）

3.40 借着精通 udana，瑜伽行者可以将身体提起，通过水、泥沼或荆棘等等而不必碰触到它们。（译注：udana 是一种上行气，它使你跟地心引力连结，精通 udana 意味着用这种特殊的方式呼吸。）

3.41 借着精通 samana，瑜伽行者可以使胃部的火燃烧起来。（译注：samana 是瑜伽的一种气，它跟消化和提供身体能量有关，精通 samana 意味着用这种特殊的方式呼吸。）

3.42 借着融入以太和耳朵之间的关系，达到 samyama（三耶摩）的状态，就可以有超身体的听觉。

3.43 经验融入身体和以太之间的关系，同时将你自己跟轻的东西——比方说棉絮——认同，达到 samyama（三耶摩）的状态，瑜伽行者就能够通过空间。

3.44 接触意识状态的力量是在心理体（mental body 或 manomaya sharer）之外，所以是无法构思的，它被称为 mahavideha（大无形）。通过这个力量，光的覆盖就被摧毁了。

3.45 借着融入那个粗糙的、永恒不变的、微妙的、遍在的和功能的状态，达到 samyma（三耶摩）的状态，就能够通晓所有的五个元素。

3.46 "能小"（anima，瑜伽的八种法力之一）等等的达成、身体的完美和移开会阻碍身体的元素的力量可以随着这个而来。

3.47 美、优雅、力量和如磐石般的坚硬构成完美的身体。

3.48 借着融入它们认知的力量、真实的本性、自我主义、遍在和功能，达到 samyama（三耶摩）的状态，就能够通晓所有的感官。

3.49 立即的认知会随之而来。不需要使用身体，你就可以完全通晓物质世界。

3.50 只有在觉知到智力（sattva）和觉知（purusha）的区别之后，才能对各种存在的状态有最好的了解和主权。

3.51 当你甚至对这些力量都不执着，那个枷锁的种子就被摧毁了，然后就会有解脱（kaivalva）。

3.52 对于来自掌管着各种层面的"超身体的实体"（superphysical entities）的邀请应该避免任何执着或骄傲，因为这有可能会带来罪恶的复生。

3.53 融入当下这个片段，达到 samyama（三耶摩）的状态，那个片刻会消失，再来的片刻将会带来由觉知到最终的真相所产生出来的知识。

3.54 从这个可以产生出分辨的能力，分辨那个无法借着类别、特性或地方来认出的类似客体。

3.55 由觉知到真相所产生出来的最高知识是超越的，它可以同时认知所有的客体和所有过去、现在、未来的过程，它超越了所有世界的过程。

3.56 当普鲁夏（purusha；纯粹的意识）和沙特瓦（sattva；纯粹的智力）都同样地纯粹，解脱就达成了。

第四部分 解脱篇（Kaivalya）

经文：

4.1 那个力量在出生的时候就显露出来了，或者是通过药物，重复颂念神圣的话语，严格的修行或三摩地而得到。

4.2 从一个阶级或种类蜕变到另一种是借着自然的倾向或潜力的洋溢。

4.3 偶发的原因并不会搅动进入活动的自然倾向，它只是将障碍移开，就好像农夫在灌溉田地，他会将障碍移开，然后水就会自己自由地流动。

4.4 人造的头脑只从自我中心来进行。

4.5 虽然很多人造头脑的活动各有不同，有一个原始的头脑控制着它们全部。

4.6 只有那个由静心所诞生出来的原始头脑可以免于欲望。

4.7 瑜伽行者的"业"既不是纯的，也不是不纯的，但是其他所有的人都是三重的：纯的、不纯的和混合的。

4.8 当情况对这三重的"业"的达成有利，欲望就会从它们产生。

4.9 因为记忆和印象会维持同样的形式，所以因和果的关系会继续，即使被种类、地点和时间所隔开。

4.10 这个过程是没有起点的，因为求生的欲望是永恒的。

4.11 "因果"是连结在一起的，当因消失，果就消失了。

4.12 过去和未来存在于现在，但是它们并不是在现在被经验，因为它们在不同的层面。

4.13 不论是显现的或是没有显现的，过去、现在和未来都属于稳定性、行动和惰性这三种属性。

4.14 任何客体的本质系于这三种属性独特的比例。

4.15 同样的客体以不同的方式被不同的头脑所看。

4.16 一个客体并不依靠一个头脑。

4.17 一个客体被知道或是不被知道依那个头脑有没有被它所影响而定。

4.18 主人一直都知道头脑的改变，因为普鲁夏（purusha；纯粹的意识）是常在的。

4.19 头脑并不是自己发光的，因为它本身是可以被察觉的。

4.20 头脑不可能同时知道它自己和任何其他的客体。

4.21 如果假定有第二个头脑来照亮第一个头脑，那么也必须假定可以认知另外一个认知，那么记忆就变得混乱了。

4.22 当意识呈现出一个形式，在那个形式之下，它不会从一个地方移到另外一个地方，在这种状态下，通过自我认知而来的它自己的本性就被了解了。

4.23 当头脑同时知道那个知者和那个被知的，它就全部都知道了。

4.24 虽然有无数的欲望使头脑变得很多样化，但它是为另外的东西在行动的，因为它依靠联想在行动。

4.25 当一个人看到了这个分别，想要停留在自己的欲望就会停止。

4.26 那么头脑就倾向于分辨，然后把你拉向解脱。

4.27 在分辨能力暂停的片刻，其他的观念会通过先前印象的力量而产生，这些必须跟其他的痛苦一样被除去。

4.28 一个能够经常保持无欲状态——甚至对最狂喜的成道状态也没有欲望，而且能够发挥出最高的分辨能力的人就能够进入"美德的云洒落"的状态。

4.29 那么你就能够免于痛苦和"业"。

4.30 跟成道所能得到的无限的知识相比，那些通过头脑所能得到的知识是非常少的。在成道的状态下，所有的罩纱、歪曲和不纯物都被移除了。

4.31 完成了他们的目标，三种属性的改变过程就来到了终点。

4.32 那个过程是一个片刻接着一个片刻所发生的连续改变，在三种属性被蜕变的终点，它就变得能够被了解。

4.33 当意识的客体变成空无，三种属性就消失了，随之而来的就是凯瓦尔亚（kaivalya）——成道的状态。

4.34 在这种状态下，普鲁夏（purusha；纯粹的意识）就确立在它真实的本性里，它是纯粹的意识。

（结束）

后　记

继《流动的生命》之后，时隔十年，《止于起点——瑜伽》这部新形态教材终于完成，期间涉及文字、图片、音乐、视频等方方面面。

感谢在图片、文字整理中，给予我专业支持的一水玄瑜伽教学总监小美老师；

感谢在拍摄过程中给予支持的陈烨同学；

感谢在后期图片处理中付出时间和精力的张鸣先生；

感谢设计师汪人杰先生在封面设计中的无私奉献；

感谢杭州师范大学钱江学院体育分院的领导和同事的支持和理解；

感谢一水玄瑜伽的官网及微信公众号给予网络支持；

感谢我的学生们的一路相伴；

感谢亲朋好友的默默付出。

感谢浙江大学出版社葛娟及专业团队的严谨把关。

著作的过程中，深感自己才疏学浅，有不妥之处，务请包涵指正。

陈曙星

2022.6